Implantes em Odontologia

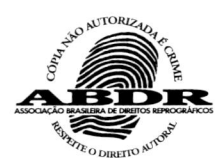

I34	Implantes em odontologia / Mithridade Davarpanah ... [et al.] . ; tradução Patrícia C. Ramos Reuillard. – Porto Alegre : Artmed, 2007. 140 p. : il. ; 21 cm. ISBN 978-85-363-0844-9 1. Odontologia – Implantes. I. Davarpanah, Mithridade. II. Reuillard, Patrícia C. Ramos. CDU 616.314-089.843

Catalogação na publicação: Júlia Angst Coelho – CRB 10/1712

Mithridade DAVARPANAH
Stomatologiste Responsable du Centre de réhabilitation orale de l'hôpital américain de Paris
Certificat en parodontologie de l'Université de Californie du Sud (Los Angeles, États-Unis)
Diplomate de l'American Board of Periodontology

Boris JAKUBOWICZ-KOHEN
Docteur en chirurgie dentaire
CES de prothèse fixée
DEA de Génie biologique et médical

Mihaela CARAMAN
Docteur en chirurgie dentaire
DU de Parodontologie clinique et d'hygiène bucco-dentaire, Paris-VI
Maîtrise en Sciences biologiques et médicales

Myriam KEBIR-QUELIN
Chirurgien-dentiste
DU de Parodontologie et implantologie, Paris-VII Garancière
Maîtrise en Sciences biologiques et médicales

Implantes em Odontologia

Tradução:
Patrícia C. Ramos Reuillard

Consultoria, supervisão e revisão técnica desta edição:
Waldemar Daudt Polido
Doutor e Mestre em Cirurgia e Traumatologia Bucomaxilofacial, PUCRS.
Residência em Cirurgia Bucomaxilofacial, Universidade do Texas,
Southwestern Medical Center at Dallas, EUA.
Especialista em Implantodontia, CFO.
Fellow do International Team for Implantology (ITI).
Coordenador do Curso de Especialização em Implantodontia da ABO/RS.

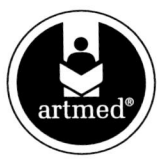

2007

Obra originalmente publicada sob o título *Les implants en odontologie*
ISBN 2-84361-078-8
©2005 Groupe Liaisons
Editions CdP

Capa: *Tatiana Sperhacke*

Preparação de original: *Daniele Azambuja de Borba Cunha*

Leitura final: *Juliana Cunha da Rocha*

Supervisão editorial: *Letícia Bispo de Lima*

Editoração eletrônica: *Laser House*

Reservados todos os direitos de publicação, em língua portuguesa, à
ARTMED® EDITORA S.A.
Av. Jerônimo de Ornelas, 670 - Santana
90040-340 Porto Alegre RS
Fone (51) 3027-7000 Fax (51) 3027-7070

É proibida a duplicação ou reprodução deste volume, no todo ou em parte, sob quaisquer formas ou por quaisquer meios (eletrônico, mecânico, gravação, fotocópia, distribuição na Web e outros), sem permissão expressa da Editora.

SÃO PAULO
Av. Angélica, 1091 - Higienópolis
01227-100 São Paulo SP
Fone (11) 3665-1100 Fax (11) 3667-1333

SAC 0800 703-3444

IMPRESSO NO BRASIL
PRINTED IN BRAZIL
Impresso sob demanda na Meta Brasil a pedido do Grupo A Educação.

Prefácio

Este guia prático aborda de maneira didática as noções fundamentais em cirurgia e prótese implantares. Para uma leitura mais agradável, optou-se por uma abordagem lógica, que considera a cronologia do tratamento. Além disso, a aprendizagem dos princípios teóricos e clínicos, indispensáveis ao estabelecimento de um projeto terapêutico confiável, é facilitada pela utilização de esquemas e de quadros para recapitulação.

Como o sucesso do tratamento implantar requer, acima de tudo, uma boa coordenação da equipe médica, os papéis dos diferentes profissionais são descritos e analisados. Uma discussão sobre os protocolos utilizados auxilia na escolha da técnica mais apropriada e guia o leitor em sua operacionalização. A administração das dificuldades é abordada, e soluções são propostas para preveni-las ou para minimizar suas conseqüências.

Implantes em odontologia é, sem dúvida, uma ferramenta útil no dia-a-dia do profissional que já pratica ou que deseja praticar a implantodontia.

Agradecimentos

Agradecemos a preciosa contribuição de:
 Dra. Adriana Agachi, nossa co-autora;
 Dr. Henri Koskas;
 Dr. Armand Jakubowicz;
 Dr. Alègre Kohen-Jakubowicz;
 Romain Mocellin;
 Mehri Bousheri e
 Jasmine Boutaïeb.

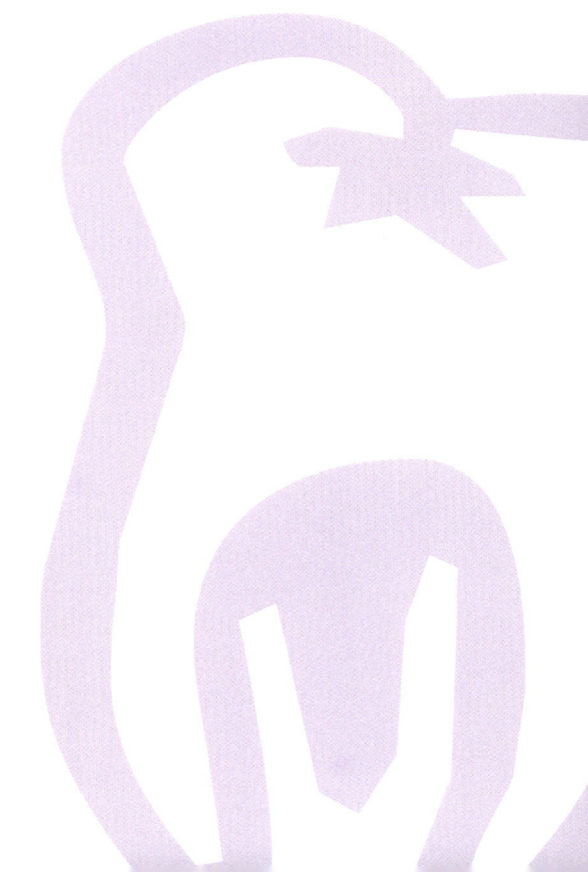

Sumário

1 Noções anatômicas fundamentais.............................. 11
    Descrição anatômica 11
    Riscos cirúrgicos.. 13
    NÃO ESQUEÇA! 14

2 Fisiologia da osseointegração................................. 15
    Estabilidade primária do implante 16
    Estabilidade secundária do implante 18
    Conclusão... 21
    NÃO ESQUEÇA! 21

3 Diagnóstico implantar 23
    Perfil psicológico do paciente 23
    Balanço médico geral 23
    Exame clínico.. 25
    Exame radiográfico 26
    Tomodensitometria ou tomografia computadorizada............... 26
    Exame pré-protético.. 30
    NÃO ESQUEÇA! 31

4 Escolha do tipo de implante 33
    Diferentes parâmetros implantares 33
    Morfologia do implante 34
    Diâmetro.. 40
    Comprimento.. 41
    Tipo de conexão 41
    NÃO ESQUEÇA! 44

SUMÁRIO

5 Decisão terapêutica e estudo do projeto protético 45
   Análise das diferentes opções terapêuticas. 45
   Procedimento pré-implantar. 45
   Edentulismo total 48
   Edentulismo parcial. 56
   Edentulismo unitário. 59
   Realização do guia implantar. 59
   Escolha dos elementos protéticos 60
   Escolha do tipo de temporização 63
   NÃO ESQUEÇA! 65

6 Cronologia implantar 67
   Protocolo em dois tempos cirúrgicos. 68
   Protocolo em um tempo cirúrgico 69
   Protocolo de carga rápida 69
   Protocolo de temporização e carga imediatas 70
   NÃO ESQUEÇA! 72

7 Material e técnicas cirúrgicas 73
   Protocolo operatório, material e técnicas cirúrgicas 73
   Protocolo de colocação do implante 75
   NÃO ESQUEÇA! 82

8 Realização protética 83
   Restaurações cimentadas. 84
   Restaurações parafusadas 94
   Restaurações removíveis estabilizadas. 97
   NÃO ESQUEÇA! 99

9 Técnicas cirúrgicas específicas 101
   Extração e implante imediato 101
   Técnica do osteótomo 103
   Preenchimento sinusal 105
   Implantes pterigomaxilares e na tuberosidade 108
   Enxertos ósseos 108

Regeneração óssea guiada (ROG).................................. 111
Transposição do nervo alveolar inferior........................... 111
Técnica de expansão de crista.................................... 113
Distração óssea... 113
NÃO ESQUEÇA!... 115

10 Manutenção em implantodontia............................. **119**
Manutenção individual ou higiene bucal do paciente............... 119
Manutenção profissional... 121
NÃO ESQUEÇA!... 123

11 Complicações e fracassos................................... **125**
Complicações cirúrgicas... 126
Complicações protéticas... 130
NÃO ESQUEÇA!... 133

Bibliografia.. **137**

Noções anatômicas fundamentais

Muitas complicações ou fracassos em implantodontia são causadas pelo desconhecimento de anatomia. Portanto, é imprescindível conhecer perfeitamente a anatomia da região.

Maxila:
- é o osso mais proeminente da face e, ao mesmo tempo, o mais leve, pois possui uma cavidade, o seio maxilar. Se articula com todos os outros ossos da face;
- forma a parede lateral das fossas nasais, o assoalho da órbita e a parede superior da cavidade bucal;
- sua parte inferior forma a arcada dentária superior.

Mandíbula:
- osso ímpar e simétrico, forma o andar inferior da face;
- é o único osso móvel da face.

Descrição anatômica (Figura 1.1)

MAXILA

É um osso complexo, em forma de pirâmide triangular [1]. Apresenta:
- três faces: superior ou orbitária, póstero-lateral ou pterigomaxilar e ântero-lateral ou jugal;
- uma base interna, que suporta o processo palatino e forma a parede lateral das fossas nasais;
- um ápice externo truncado.

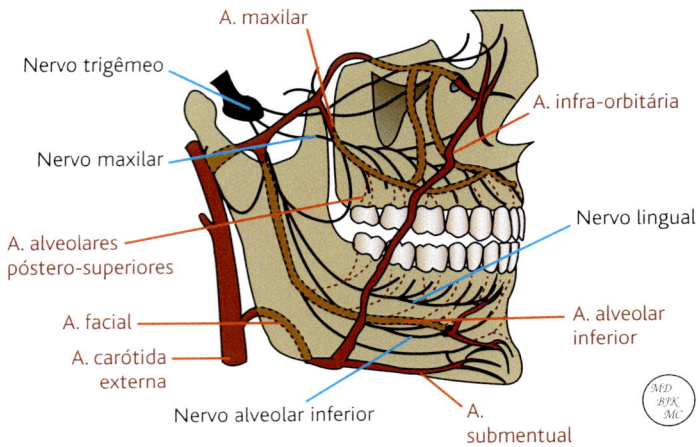

Figura 1.1 Vascularização e inervação maxilares e mandibulares.

■ Vascularização [2]

Na artéria maxilar, se originam:
- as artérias alveolares póstero-superiores, ou seja, dois ou três ramos que se dividem em dois contingentes:
  - interno, para vascularizar a mucosa do seio maxilar e os molares,
  - externo, para o vestíbulo e a gengiva da região molar;
- a artéria infra-orbitária, que se distribui a toda a região infra-orbitária;
- a artéria palatina maior/palatina posterior, para toda a mucosa palatina;
- a artéria esfenopalatina (ramo terminal da artéria maxilar), que penetra no forame incisivo.

A artéria facial tem como colaterais as artérias labiais superiores.

■ Inervação

É assegurada pelo sistema trigeminossimpático: um dos ramos do V par dos nervos cranianos (o nervo trigêmeo), o V2.

MANDÍBULA

Compreende um corpo e dois ramos ascendentes [3].
   O corpo apresenta:

– duas faces:
  • externa, que contém os forames mentuais,
  • interna, com as apófises geni e a linha milo-hióidea;
– duas bordas:
  • superior, que contém os alvéolos,
  • inferior, bem espessa.

Os ramos ascendentes apresentam:
– duas faces:
  • externa, na qual se situa a inserção do músculo masseter no nível de seu ângulo,
  • interna, que contém a entrada do canal mandibular e as inserções do músculo pterigóideo medial;
– quatro bordas:
  • anterior, na qual se encontra a inserção do músculo bucinador,
  • posterior,
  • superior, que apresenta duas saliências: posterior (processo condilar) e anterior (processo coronóide),
  • inferior.

Vascularização

A vascularização compreende:

– a artéria facial e suas colaterais (a artéria submentual e artéria labial inferior);
– a artéria alveolar inferior, que penetra no canal mandibular e emite ramos a todos os dentes; no nível do forame mentual, essa artéria se divide em dois ramos:
  • o mentual, que irriga as partes moles do queixo,
  • o incisivo, que irriga o grupo incisivo-canino.

Inervação

É assegurada pelo nervo trigêmeo (ramo V3) e por meio do nervo bucal e do nervo alveolar inferior.

Riscos cirúrgicos [4]

Maxila:

– penetração intra-sinusal;
– perfuração da parede nasal inferior;
– risco hemorrágico (secção da artéria palatina maior).

Mandíbula:
- rompimento do canal alveolar inferior;
- lesão direta do ramo mentual (anestesia labiomentual);
- risco hemorrágico (lesão da artéria sublingual ou da artéria submentual).

NÃO ESQUEÇA!

- **DESCRIÇÃO ANATÔMICA**

  Maxila: osso em forma de pirâmide triangular com uma cavidade, o seio maxilar.

  Vascularização:
  - artéria maxilar ⇒ artéria alveolar póstero-superior, artéria infra-orbital, artéria palatina descendente, artéria esfenopalatina;
  - artéria facial ⇒ artérias labiais superiores.

  Inervação:
  - ramos (V2) do nervo trigêmeo.

  Mandíbula: osso em forma de U, apresenta um corpo e dois ramos ascendentes.

  Vascularização:
  - artéria facial ⇒ artéria submentual e artéria inferior;
  - artéria alveolar inferior ⇒ ramo mentual, ramo incisivo.

  Inervação:
  - ramos (V3) do nervo trigêmeo.

- **RISCOS CIRÚRGICOS**
  - maxila: penetração intra-sinusal, perfuração da parede nasal inferior, secção da artéria palatina maior;
  - mandíbula: risco de rompimento do canal alveolar inferior, lesão do pedículo mentual, da artéria sublingual ou da artéria submentual.

Fisiologia da osseointegração

A osseointegração se define como "uma união anatômica e funcional direta entre o osso vivo remodelado e a superfície do implante sob carga".

Fatores que determinam a osseointegração [4]:

1. **Ligados ao paciente:**
   - fatores gerais:
     - idade,
     - afecções cardiovasculares, do metabolismo ósseo, endócrinas, reumáticas, malignas (área irradiada na região orofacial) ou psiquiátricas,
     - patologias hematológicas,
     - medicações;
   - fatores de risco:
     - tabagismo,
     - álcool;
   - fatores locais:
     - estado da mucosa,
     - doenças periodontais,
     - quantidade e qualidade ósseas
     - estabilidade primária do implante,
     - grau de reabsorção óssea;

2. **Ligados ao implante:**
   - biocompatibilidade do material do implante,
   - forma do implante,
   - estado da superfície do implante;

3. Protocolos cirúrgicos e protéticos.

A osseointegração acontece em duas fases. A primeira, chamada de estabilização primária, é uma fase de ancoragem mecânica no local preparado. A segunda, denominada estabilização secundária, é caracterizada pela formação de uma adesão biológica entre a superfície do implante e o tecido ósseo.

Estabilidade primária do implante

A estabilidade primária vai depender essencialmente da qualidade do osso, do volume ósseo disponível, da técnica cirúrgica e da morfologia do implante, sobretudo em um osso de baixa densidade. É importante conhecer a classificação da qualidade óssea.

CLASSIFICAÇÃO DA QUALIDADE ÓSSEA [5]

- Classe I: constituída quase exclusivamente de osso compacto homogêneo.
- Classe II: osso compacto espesso ao redor de um núcleo esponjoso com trabeculado denso.
- Classe III: osso cortical fino ao redor de um núcleo esponjoso com trabeculado denso.
- Classe IV: osso cortical fino ao redor de um núcleo esponjoso pouco denso.

PRINCÍPIOS DA CICATRIZAÇÃO ÓSSEA

O osso é constituído por uma parte cortical (compacto) e por osso esponjoso (trabecular). O osso cortical é mineralizado em 95%, e, o esponjoso, em 30%. O osso cortical permite, portanto, uma melhor estabilização primária do implante do que o osso esponjoso. O osso mineralizado, durante a cicatrização, é inicialmente um osso imaturo (fibroso ou primário) que, em um segundo momento, torna-se um osso laminar (secundário).

O osso possui um forte potencial de regeneração em torno dos implantes. Qualquer que seja o tipo de osso considerado, o mecanismo de cicatrização é idêntico. As condições necessárias à obtenção de uma reparação óssea satisfatória são:

- presença de células adequadas;
- nutrição adequada dessas células;
- estímulo apropriado para a reparação óssea.

Observações ao microscópio óptico mostraram a presença de osso maduro cortical periimplantar e interface direta osso/implante ao final do período de cicatrização. Em geral, o osso cortical está em contato com o implante em sua parte coronária. O osso esponjoso (trabecular) está em contato direto com a superfície do implante (no nível do corpo do implante). Quando o implante é funcional, um osso cortical se forma, progressivamente, em torno do implante.

O osso se remodela em torno das espirais de um implante em forma de parafuso e invade os poros dos implantes ocos. Esse osso é idêntico qualitativa e quantitativamente ao osso que se teria formado na ausência de implante.

PRINCÍPIOS CIRÚRGICOS

Apesar de uma preparação cirúrgica atraumática do local do implante, uma zona de necrose periférica sempre ocorre em torno de um defeito ósseo criado cirurgicamente. A extensão dessa zona de necrose vai depender essencialmente da elevação de temperatura no ato da perfuração e da vascularização do tecido ósseo.

Após a instalação de um implante endo-ósseo, cerca de 1 mm de osso adjacente se necrosa. Isso resulta do traumatismo consecutivo à preparação do local do implante e à colocação do implante.

■ Controle da temperatura

A elevação de temperatura local provoca a destruição das células responsáveis pela cicatrização óssea. O limiar crítico (relação temperatura/tempo) para a necrose do tecido ósseo é a temperatura de 47°C aplicada durante um minuto. A uma temperatura de 50°C durante mais de um minuto, é alcançado o piso crítico de não-regeneração óssea periimplantar. A cicatrização se efetua, então, por meio de um fenômeno de reparação, com formação de tecido conjuntivo ou de tecido fibroso em torno do implante.

A utilização de brocas cortantes, de diâmetro progressivo, com velocidade apropriada (1.500 a 2.000 tr/min), associada a uma irrigação abundante, permite evitar elevação térmica excessiva [6].

Temperaturas de perfuração elevadas podem ocorrer em presença de um osso muito corticalizado (região da sínfise) e/ou se brocas gastas forem utilizadas.

■ Local do implante

O mais importante é obter a estabilização inicial dos implantes em um osso bem-vascularizado com potencial osteogênico. Quando possível, é desejável uma ancoragem bicortical. Os implantes de diâmetro grande permitem, algumas vezes, uma ancoragem tricortical.

O posicionamento não-alinhado dos implantes possibilita a melhor distribuição das forças no osso. A instalação de três implantes levemente deslocados uns em relação aos outros, em tripé, garante a melhor distribuição das forças oclusais.

■ Forças de inserção do implante

Forças de inserção muito elevadas podem induzir uma reabsorção óssea periimplantar excessiva (compressão do osso).

■ **Comprimento dos implantes**

Os implantes curtos, de 7 e 8,5 mm de comprimento, têm índices de êxito inferiores aos dos implantes com comprimento igual ou superior a 10 mm. Os índices de êxito relatados para os implantes curtos de superfície rugosa se aproximam daqueles dos implantes com 10 mm ou mais.

■ **Morfologia do implante**

Certas formas de implante (implantes cônicos e de plataforma larga) proporcionam uma melhor estabilização primária.

Estabilidade secundária do implante

A estabilidade secundária é determinada pela resposta biológica ao traumatismo cirúrgico, pelas condições de cicatrização e pelo tipo da superfície do implante (Figura 2.1).

BIOLOGIA DA CICATRIZAÇÃO ÓSSEA SECUNDÁRIA

Qualquer que seja o tipo de traumatismo ósseo (fratura, enxerto ósseo ou preparação do local do implante), o seu esquema de cicatrização é idêntico. Existe um processo de cicatrização seguido de um processo de remodelagem. A cicatrização secundária a uma extração dentária pode levar à neoformação óssea ou à formação de tecido fibroso cicatricial. Não é raro encontrar alvéolos preenchidos de tecido fibroso após extração dentária sem enucleação completa do tecido de granulação. Esses locais se tornam pouco favoráveis a uma implantação.

Os estudos histológicos sobre a osseointegração mostraram que o implante é envolvido por tecido não-mineralizado durante a fase inicial de cicatrização. Dessa forma, ele fica sensível às pressões e aos movimentos nas primeiras semanas de cicatrização. A diferenciação das células ósseas é perturbada por qualquer micromovimento do implante superior a 150 μm, levando a uma interface fibrosa e, portanto, a um fracasso implantar. O tempo de osseointegração durante o qual se evita qualquer aplicação de carga depende do volume, da qualidade óssea e do tipo da superfície do implante.

– **Primeira etapa da cicatrização**: corresponde à substituição do tecido ósseo periimplantar necrosado. Entre as margens ósseas do local cirúrgico e a superfície do implante, uma neoformação óssea se produz rapidamente. Esse osso é imaturo e de tipo trabecular, sendo, portanto, pouco resistente às forças de mastigação.
– **Segunda etapa**: diz respeito ao remodelamento desse osso, durante vários meses. Se um prazo suficiente for observado antes da aplicação de carga do implante, os espaços entre as trabéculas de osso imaturo serão substituídos por osso

IMPLANTES EM ODONTOLOGIA 19

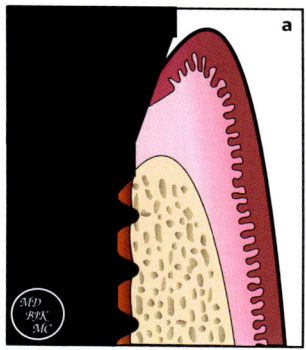

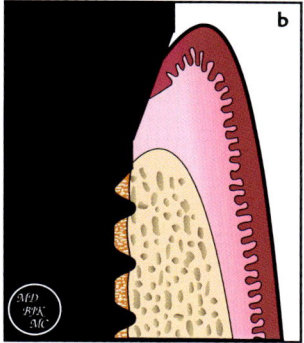

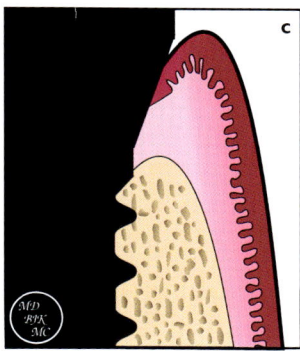

Figura 2.1 Cicatrização óssea.
a. Zona de necrose que aparece após a colocação do implante.
b. Neoformação óssea entre as margens ósseas e o implante.
c. Remodelação óssea e formação de osso maduro.

maduro (laminar). A maior parte do espaço osso/implante será, assim, preenchida com tecido ósseo. Persistirá uma interface não-óssea periimplantar. O osso compacto formado é, então, bastante denso, para resistir às forças oclusais. Estima-se que seja de aproximadamente 18 semanas (tipo de superfície lisa) o tempo de formação de osso compacto no nível da interface implantar.

BIOCOMPATIBILIDADE DOS MATERIAIS DE IMPLANTE

A integração tecidual consiste na escolha de um material biocompatível e inerte [7]. O titânio comercialmente puro (Ticp), o nóbio e o tântalo são tolerados pelo tecido ósseo. A resposta óssea a esses metais depende da camada de óxido de superfície, muito aderente e muito estável no ambiente corporal.

O Ticp é uma liga de titânio e de oxigênio. Em função da taxa de incorporação em oxigênio, distinguem-se quatro tipos de titânio (normas DIN 17850):

– Ticp grau 1 (o menos rico em oxigênio);
– Ticp grau 2;
– Ticp grau 3;
– Ticp grau 4 (o mais rico em oxigênio e o mais resistente do ponto de vista mecânico).

O Ticp comercializado é puro em pelo menos 99,5%. Ele guarda algumas impurezas (N, C, H) [8].

O Ti6Al4V é uma liga muito utilizada. Contém 90% de titânio, 6% de alumínio, 4% de vanádio e uma fração de porcentagem de oxigênio. O alumínio aumenta as propriedades mecânicas e diminui a densidade, ao passo que o vanádio tende a melhorar a resistência à corrosão. A vantagem das propriedades das ligas de titânio deve-se à camada de óxido que aparece na presença de oxigênio e que evita a corrosão. A espessura dessa camada é importante (50 a $200°$ Å). As moléculas biológicas nunca entram em contato com o metal, pois ele é recoberto por uma camada de óxido de titânio.

TECIDOS MOLES PERIIMPLANTARES

O comportamento da mucosa periimplantar depende da qualidade dos tecidos moles, da profundidade da submersão do implante, do tipo de biomaterial utilizado e de seu tipo de superfície. A interface tecidos moles/implante é constituída, ao final do período de cicatrização, de três zonas bem-delimitadas que formam o espaço biológico periimplantar: o epitélio sulcular, o epitélio juncional e o tecido conjuntivo periimplantar.

Toda inflamação dos tecidos periimplantares decorrente de infecção bacteriana pode originar uma reabsorção óssea marginal.

Conclusão

A perenidade da osseointegração depende da saúde dos tecidos periimplantares e do controle das forças oclusais. Toda inflamação dos tecidos periimplantares decorrente de infecção bacteriana pode originar uma reabsorção óssea marginal. Na grande maioria dos casos, uma perda óssea periimplantar excessiva se deve a uma sobrecarga oclusal.

> **NÃO ESQUEÇA!**
>
> A estabilidade primária do implante vai depender da qualidade e do volume ósseos disponíveis, das técnicas cirúrgicas e da morfologia do implante.
>
> O osso cortical oferece uma ancoragem primária melhor do que a do osso esponjoso. O osso mineralizado em processo de cicatrização é inicialmente um osso imaturo (fibroso) que, em um segundo momento, torna-se laminar.
>
> – A morfologia do implante interfere na estabilização dos implantes (os implantes cônicos ou de plataforma larga oferecem melhor estabilidade).

Conselhos cirúrgicos:

- evitar todo aumento de temperatura de perfuração além de 47°C por mais de um minuto, pois isso acarreta necrose óssea irreversível. É necessária irrigação abundante durante a preparação do local implantar, a fim de evitar um fracasso implantar;
- evitar a colocação dos implantes em linha reta. É preciso deslocá-los levemente para a melhor repartição das forças oclusais;
- utilizar, de preferência, implantes mais longos, de 10 mm, ou então será preciso aumentar seu número para um melhor sucesso terapêutico;
- evitar as forças de inserção muito elevadas (fratura óssea), que levam a um fracasso terapêutico.

A estabilidade secundária de um implante é determinada pela resposta biológica ao traumatismo cirúrgico, pelas condições de cicatrização e pelo tipo de superfície implantar:

- a primeira etapa de cicatrização é constituída por uma neoformação de osso imaturo, trabecular, pouco resistente às forças de mastigação;
- a segunda etapa consiste em um remodelamento ósseo que leva à formação de osso laminar. A duração da formação de osso compacto é de aproximadamente 18 semanas;

- o tipo de superfície do implante: o titânio é o material mais bem tolerado e mais utilizado. O Ticp é o mais rico em oxigênio e o mais resistente. A camada de óxido se forma na presença de oxigênio, quando o metal entra em contato com o ar. Ela protege o implante contra a corrosão;
- os tecidos periimplantares: a interface tecido mole/implante é essencial para manter a perenidade da osseointegração. Ela é assegurada pelo espaço biológico periimplantar: epitélio sulcular, epitélio juncional e tecido conjuntivo periimplantar.

Diagnóstico implantar

A colocação de implantes é um ato cirúrgico que necessita de um exame pré-operatório rigoroso. Qualquer que seja o tipo de implante utilizado, um diagnóstico preciso e um plano de tratamento adequado garantem o sucesso da fase protética. A etapa diagnóstica compreende a anamnese e os exames clínico e radiográfico, complementados pela análise dos modelos de estudo montados no articulador e do enceramento diagnóstico. O diagnóstico implantar é parte integrante de toda decisão terapêutica.

Perfil psicológico do paciente

A análise do perfil psicológico do paciente é, provavelmente, uma das etapas mais delicadas do balanço terapêutico. A primeira entrevista com o paciente tem grande importância, pois permite coletar informações sobre os seus antecedentes médicos e dentários. É importante determinar e avaliar:
- o perfil psicológico do paciente;
- sua solicitação estética e/ou funcional (às vezes, irrealista);
- suas motivações.

Balanço médico geral

Poucas patologias representam uma contra-indicação formal à cirurgia implantar. Entretanto, as situações de risco são numerosas e devem ser avaliadas para cada paciente. O parecer do médico que acompanha o paciente deve ser solicitado.

Algumas vezes, é indicado um balanço sangüíneo pré-operatório, o qual compreende hemograma completo, velocidade de sedimentação, glicemia de jejum e exame de coagulação. Aconselha-se um exame cardiovascular e um eletrocardiograma nos indivíduos com mais de 45 anos.

RISCOS SISTÊMICOS [9,10]

Compreendem:
- cardiopatias valvulares de alto risco;
- insuficiência coronária não-controlada ou infarto do miocárdio recente;
- reumatismo articular agudo;
- insuficiência renal crônica;
- afecções sangüíneas;
- afecções endócrinas:
  - diabetes não-controlado,
  - hiperparatireoidismo severo;
- afecções ósseas (mieloma);
- pacientes em quimioterapia ou radioterapia, cujo campo de irradiação cubra a região em que será feito o implante [11];
- epilepsia não-controlada;
- pacientes soropositivos assintomáticos: a colocação de implantes pode ser efetuada após controle da taxa de linfócitos T4, que deverá ser superior a 150/mm^3, e se a dosagem do antígeno P24 for negativa;
- patologias psiquiátricas (contra-indicações relativas) [12]:
  - síndromes psicóticas (esquizofrenia, paranóia),
  - distúrbios do comportamento (histeria),
  - dismorfofobia (distúrbio da imagem corporal nos limites da neurose e da psicose),
  - síndromes de degenerescência cerebral ou senil.

Com o recuo clínico, são definidas as possibilidades de tratamento implantar nos pacientes que apresentam diferentes afecções sistêmicas. O diálogo com o médico do paciente é fundamental, ele permitirá avaliar o momento mais oportuno para tratar o paciente.

Antes de um ato cirúrgico, uma antibioticoterapia é requerida em presença de certas patologias de risco.

Protocolo de prevenção de endocardite infecciosa para os cuidados dentários:
- amoxicilina, 3 g via oral uma hora antes da intervenção;
- ou, em caso de alergia, clindamicina, 600 mg via oral, ou pristinamicina, 1 g via oral.

Após um ato cirúrgico, uma antibioticoterapia é indicada durante a cicatrização da mucosa. Os pareceres do médico do paciente e do cardiologista são essenciais [4].

RISCOS LOCAIS

– O tabagismo pode ser uma causa de fracasso do implante. De fato, os pacientes que fumam muito (mais de 10 cigarros por dia) têm um risco maior de alteração da cicatrização. Em média, a porcentagem de implantes não-osseointegrados no tabagista é duas vezes maior do que a do não-tabagista [13,15]. Aconselha-se a utilizar implantes de superfície rugosa para aumentar o índice de sucesso implantar.
– O álcool altera a cicatrização tecidual.
– Riscos infecciosos: todo núcleo infeccioso (periodontal, endodôntico) pode ser uma porta de entrada responsável por um fracasso do implante.

RISCOS RELACIONADOS À IDADE

A idade não constitui uma contra-indicação aos implantes dentários, exceto no caso de pacientes jovens, em fase de crescimento. Com efeito, os implantes não acompanham o crescimento dos maxilares, pois são totalmente anquilosados.

Exame clínico

Compõe-se de duas partes.

EXAME EXTRABUCAL

Compreende os exames:
- da articulação temporomandibular (ATM);
- da abertura bucal;
- das partes moles;
- da simetria facial;
- do perfil facial;
- da harmonia dos níveis faciais;
- da dimensão vertical;
- da morfologia dos lábios e do sorriso.

Na presença de um edentulismo anterior, a análise do tipo de sorriso do paciente é muito importante, sobretudo no caso de um sorriso gengival.

EXAME BUCAL

Compreende:
- avaliação periodontal;
- avaliação oclusal;

- estudo protético;
- avaliação estética.

Exame radiográfico

AVALIAÇÃO RADIOGRÁFICA

A avaliação radiográfica possibilita a visualização da situação, o controle da quantidade e do volume ósseos disponíveis e, além disso, deve permitir a realização de medidas precisas. Pode ser feita com o auxílio dos seguintes exames:

- tomografia, a qual permite uma análise tridimensional das estruturas anatômicas e é o mais irradiante dos exames propostos;
- radiografia panorâmica, um exame tomográfico que fornece, quando é de boa qualidade, uma visão de conjunto bastante precisa. Entretanto, ela não possui as qualidades de uma avaliação retroalveolar (não oferece nenhuma informação tridimensional). Em contrapartida, é menos irradiante que um exame tomográfico;
- técnica do cone longo, indicada no edêntulo parcial para definir o diagnóstico periodontal, endodôntico ou de prótese;
- guia radiográfico, que, associado aos exames mencionados anteriormente, permite visualizar a localização prevista dos implantes sobre as reconstruções oblíquas do tomógrafo.

Tomodensitometria ou tomografia computadorizada [16]

APRESENTAÇÃO DO EXAME

A tomografia computadorizada (TC, do inglês *computerized tomography* [CT]) também é chamada de tomodensitometria (TDM). Ela permite uma visualização das estruturas radiopacas sob forma de cortes ou de reconstituições tridimensionais.

Assim como a radiografia tradicional, esse exame utiliza as propriedades físicas dos raios X que atravessam o corpo do paciente e serão mais ou menos absorvidos pelas diferentes estruturas.

O paciente é deitado em uma mesa móvel, que se desloca pouco a pouco no dispositivo de imagens. O deslocamento da mesa, associado à rotação do sistema "tubo/sensores", permite registrar sucessivamente diferentes cortes (cortes seccionais)[1] (Figura 3.1).

---

[1] Nas tomografias mais recentes, o deslocamento da mesa é contínuo. Portanto, os cortes não são mais registrados um após o outro, mas de maneira contínua em um movimento helicoidal.

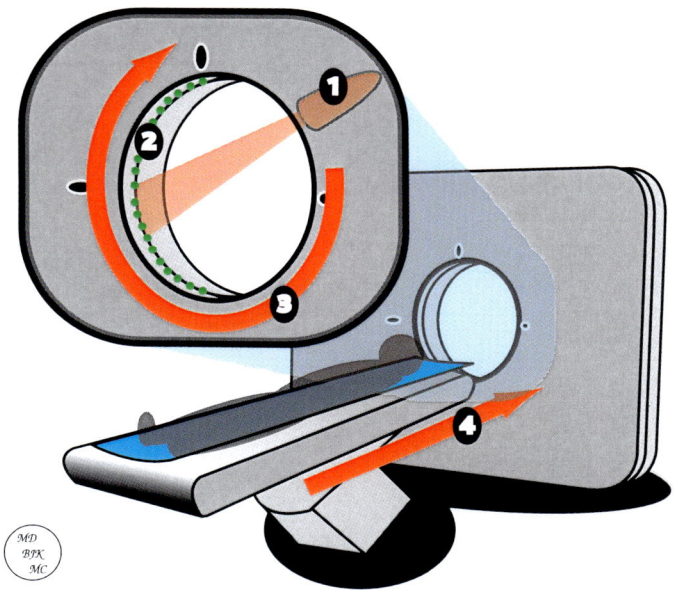

Figura 3.1 Esquema da tomografia.
O tubo de raios X **(1)** emite um feixe que será analisado por intermédio de receptores **(2)**. O conjunto desse dispositivo efetua uma rotação **(3)** que permite, em cada meia-volta, registrar um corte. A mesa sobre a qual o paciente fica deitado se desloca, então, para registrar o corte seguinte **(4)**.

O exame não é padronizado, e a posição do paciente depende da região a ser visualizada.

A radiação residual é registrada por sensores (câmaras de ionização). Em seguida, a informação gerada é transmitida a um sistema informático. A imagem visualizada na tela é uma representação bidimensional de uma coleção de dados tridimensionais.

INTERPRETAÇÃO DA TOMOGRAFIA COMPUTADORIZADA

O exame pré-implantar é realizado, na maioria das vezes, com o auxílio do *software* de imagens Dentascan®. As pranchas impressas pelo radiologista apresentam os seguintes elementos (Figura 3.2):

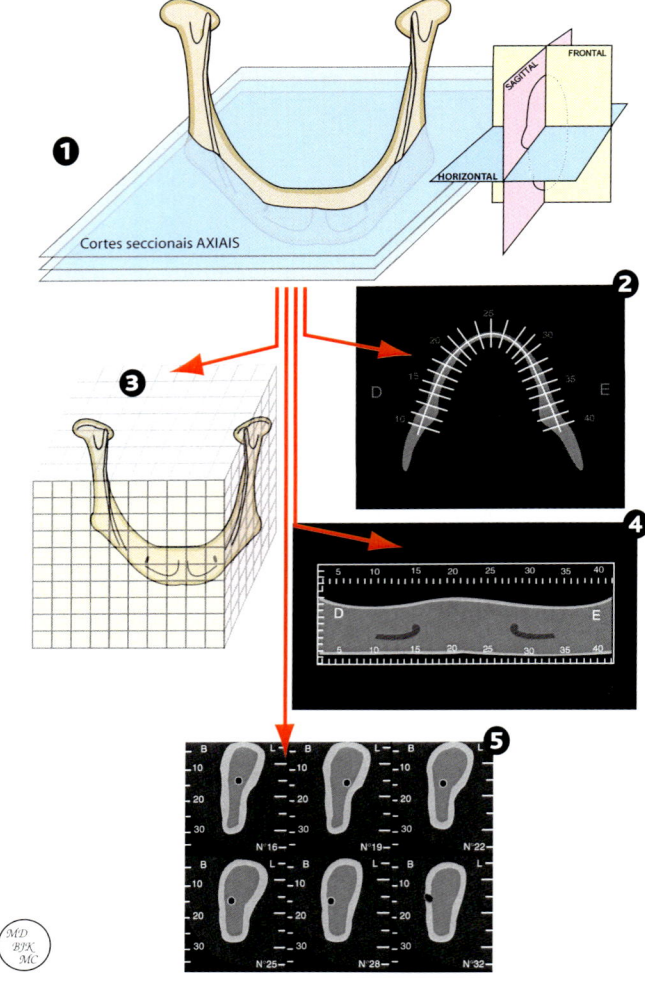

Figura 3.2 Diferentes representações tomográficas.
Em um primeiro momento, os cortes seccionais (axiais) são registrados. **(1)** Esses cortes podem ser diretamente visualizados. **(2)** Em seguida, os dados são reformatados sob forma tridimensional **(3)** para permitir a obtenção de imagens reconstruídas em cortes curvilíneos panorâmicos **(4)** ou em cortes coronais oblíquos **(5)**.

- uma imagem de perfil que permite visualizar a orientação dos cortes seccionais[2];
- uma série de cortes de aquisições numerados;
- uma série de cortes reconstruídos, numerados, realizados conforme o eixo do implante (sua posição é determinada em um corte seccional);
- eventualmente, uma reconstrução de tipo panorâmico.

A análise desses cortes possibilita:

- determinar as estruturas anatômicas:
  - o nervo dentário inferior,
  - o forame mentual,
  - os seios maxilares,
  - as fossas nasais,
  - os dentes adjacentes,
  - eventualmente, dentes inclusos ou odontomas;
- detectar eventuais patologias;
- medir:
  - o volume de osso residual,
  - a distância que separaria o implante de uma eventual estrutura anatômica[3] (nos casos difíceis, um guia tomográfico, transformado em guia cirúrgico, pré-visualiza a maquete do futuro implante; a altura de osso disponível é medida segundo esse eixo). A precisão das medidas é diretamente relacionada à espessura dos cortes realizados. Cortes de 1 mm de espessura induzem um erro de medida possível de aproximadamente 1 mm. Aconselha-se, então, a conservar uma margem de 2 mm antes de um obstáculo anatômico maior, tal como o nervo dentário inferior;
- quantificar a densidade óssea[4]. Essa análise permite controlar a densidade óssea do local do implante e verificar as qualidades de um enxerto anterior.

COMPREENDENDO OS ARTEFATOS

As imagens tomográficas com freqüência apresentam artefatos de origens diferentes.

---

[2] Essa imagem permite igualmente obter informações com relação à espessura dos cortes e ao espaço intercorte.

[3] As imagens são geralmente em tamanho real, o que possibilita efetuar medidas diretamente nos documentos impressos. Uma escala graduada em cada corte permite certificar-se da ausência de deformação.

[4] A tomografia pode ser utilizada como um densitômetro. Quanto mais denso for o osso, menos permeável será aos elétrons. A unidade de densidade utilizada é a unidade Hounsfield (densidade da água = 0). Deve-se observar que essa medida não é infalível. Com efeito, as reconstruções matemáticas dão, às vezes, resultados um pouco fantasiosos.

- **Artefatos de digitalização**

A imagem tomográfica é uma imagem digital e, portanto, constituída de elementos quadrados (*pixels*), em uma imagem em duas dimensões, ou cúbicos (*voxels*), em uma imagem em três dimensões. Cada um desses elementos encerra um valor médio da densidade do volume que ele representa. Um elemento situado na interseção de uma zona de osso densa e uma zona de vacuidade terá um valor intermediário entre as densidades desses dois elementos. Na imagem, ele não será nem branco nem preto, mas cinza intermediário.

- **Artefatos ligados ao processamento da imagem**

Para evitar erros de medida por excesso, o que poderia causar lesões em obstáculos anatômicos, a escolha da repartição dos níveis de cinza em função da densidade tende a subavaliar as zonas de baixa densidade. Assim, freqüentemente se observa uma super-representação das lesões ósseas. Certos processamentos de imagens que visam tornar uma imagem mais nítida levam à presença de zonas claras na periferia das zonas opacas.

- **Artefatos ligados ao dispositivo físico**

Durante a aquisição dos dados, o feixe de raios X gira em torno do paciente. Quando esse feixe encontra uma zona densa demais, que o bloqueia inteiramente, não há mais feixe residual a analisar. Esse artefato se traduz por estrias brancas em torno das restaurações metálicas. Aconselha-se, portanto, na medida do possível, a retirar esses elementos antes de um exame tomográfico e não utilizá-los durante a realização dos guias de imagens.

- **Artefatos ligados ao movimento**

Eles são visíveis principalmente nos cortes reconstruídos, manifestando-se por descontinuidades anormais das paredes. Mas tais artefatos são excepcionais, pois esses exames não podem ser explorados em implantodontia e, portanto, são geralmente refeitos antes de serem entregues àquele que os prescreveu.

O exame clínico e radiográfico permite avaliar com precisão o número, o comprimento e a localização dos implantes, assim como o tipo de realização protética.

Exame pré-protético

A localização dos implantes deve ser decidida na etapa diagnóstica. Os modelos de estudo montados sobre articulador e o encerramento diagnóstico definem o posicionamento ideal dos implantes.

MODELOS DE ESTUDO

Os modelos de estudo montados no articulador fornecem informações sobre a oclusão, a relação entre arcos, o espaço disponível para a prótese, as interferências e as patologias oclusais.

ENCERAMENTO DIAGNÓSTICO

Permite determinar a posição ideal dos implantes e a pré-visualização dos resultados estético e fonético finais. No caso de um edentulismo anterior, deve-se mostrar ao paciente a maquete em cera para que ele possa visualizar a realização protética e dar sua concordância. A prótese de diagnóstico provisória permite transpor para a boca as informações do laboratório durante a etapa de enceramento.

FOTOGRAFIAS

Às vezes, algumas fotografias são recomendadas para registrar as características estéticas do paciente.

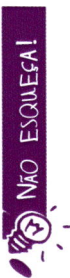

O diagnóstico implantar é definido por meio da anamnese e dos exames clínicos e radiográficos, complementados pela análise dos modelos de estudo. O parecer do médico do paciente deve ser considerado. Algumas vezes, um balanço sangüíneo pré-operatório é indicado. Aconselha-se um exame cardiovascular e um eletrocardiograma para os indivíduos com mais de 45 anos.

O perfil psicológico do paciente permite avaliar as demandas estética e funcional e as motivações.

A avaliação médica geral analisa:
- os riscos sistêmicos: cardiopatias valvulares de alto risco, insuficiência coronária não-controlada ou infarto do miocárdio recente, reumatismo articular agudo, insuficiência renal crônica, afecções sangüíneas, afecções endócrinas (diabetes não-controlado ou hiperparatireoidismo), afecções ósseas (mieloma), pacientes em quimioterapia ou radioterapia – cujo campo de irradiação cubra a região que receberá o implante, epilepsia não-controlada, pacientes soropositivos assintomáticos, certas patologias psiquiátricas (contra-indicações relativas);
- os riscos locais: o fumo pode ser uma causa de fracasso implantar; o álcool altera a cicatrização tecidual; todo foco infeccioso (periodontal, endodôntico) pode ser uma porta de entrada responsável por um fracasso implantar;

— os riscos ligados à idade: a idade não constitui uma contra-indicação aos implantes dentários, exceto no caso dos pacientes jovens, em fase de crescimento.

O exame clínico é extrabucal e bucal.

O exame radiográfico pode compreender técnica de cone longo, radiografia panorâmica, tomografia e guia radiográfico.

O exame pré-protético é efetuado por modelos, fotos e enceramento diagnóstico.

4

Escolha do tipo de implante

Diferentes parâmetros implantares

O conceito de osseointegração marca o início da implantodontia moderna [17]. Atualmente, os implantes de referência são os implantes endo-ósseos de forma cilíndrica.

Os implantes dentários existem em uma ampla gama de morfologias. O implante deve se integrar a seu ambiente ósseo e aos tecidos moles, para guiar da melhor maneira sua adaptação à futura prótese.

A escolha do tipo de implante vai depender:
– do volume ósseo disponível;
– do espaço protético residual;
– das exigências mecânicas (Figura 4.1).

Uma escolha implantar criteriosa possibilita a harmonia e a perenidade do osso e dos tecidos moles. A análise das exigências protéticas e cirúrgicas permite determinar os parâmetros da escolha racional do implante (Tabela 4.1).

Os diferentes parâmetros característicos do implante são os seguintes:
– morfologia;
– resistência mecânica;
– diâmetro (do colar, do corpo);
– tipo de conexão.

Define-se a morfologia do implante conforme:
– a forma do corpo (cilíndrico ou cônico);
– a forma do colar (cilíndrico ou divergente);
– sua arquitetura (em uma parte ou em duas partes).

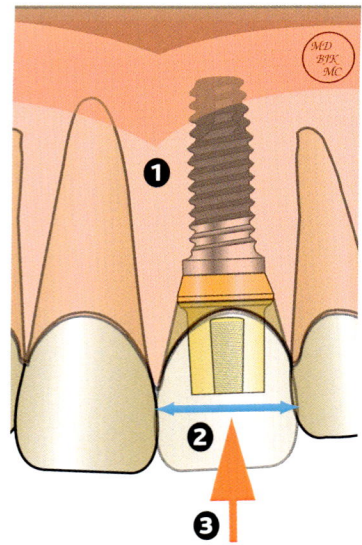

Figura 4.1 O implante deve se adaptar ao volume ósseo disponível (1), ao espaço protético residual (2) e às exigências mecânicas (3).

Tabela 4.1 Influência dos Parâmetros Clínicos na Escolha do Implante

Osso			Localização		Paciente	
Volume disponível*	Morfologia	Densidade	Espaço disponível para prótese	Posição na arcada	Oclusão, parafunções, prótese antagônica	Abertura bucal
↓	↓	↓	↓	↓	↓	↓
Comprimento Diâmetro do corpo Morfologia	Morfologia Diâmetro		Diâmetro do colar	Resistência mecânica Diâmetro do implante Número de implantes		Morfologia Tipo de conexão

* O ideal é que menos de 1 mm de osso circunscreva toda a superfície do implante para garantir a osseointegração.

Morfologia do implante

Atualmente, existem várias formas de implantes (Figura 4.2). A mais utilizada é o parafuso cilíndrico, considerado a forma de referência. As outras formas são evoluções destinadas a ampliar o campo das indicações clínicas; entretanto, as

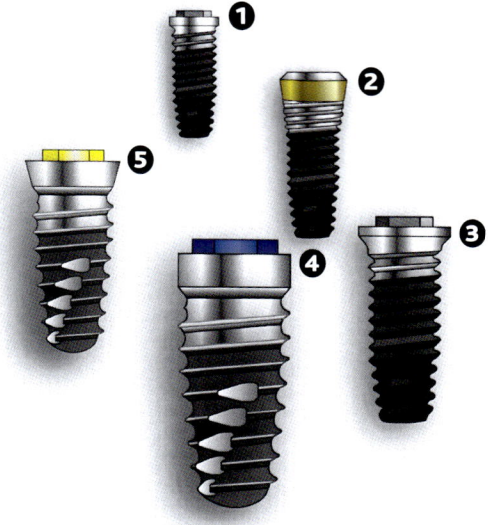

Figura 4.2   Diferentes morfologias implantares: cilíndrica (1), transgengival (2), com colar divergente (3), cônico (4) e cônico com colar divergente (5).

novas qualidades desses implantes também são indicadas, algumas vezes, para situações convencionais.

IMPLANTE CILÍNDRICO OU PARAFUSO-PADRÃO

Essa forma-padrão apresenta o maior distanciamento clínico (Figura 4.3). Originalmente, a cirurgia era realizada em dois tempos [8], que correspondiam à submersão do implante seguida de sua exposição alguns meses mais tarde, quando a osseointegração estivesse completa. Trata-se de um implante cilíndrico que apresenta roscas externas em todo seu corpo. O implante, assim como as diferentes brocas cirúrgicas, é cilíndrico.

O implante cilíndrico atual apresenta as seguintes características:
- auto-rosqueante (ele mesmo realiza seu passo de rosca);
- colar um pouco divergente ou do mesmo diâmetro que o corpo;
- ápice tronco-cônico.

Uma vez instalado, o implante se situa no nível da crista óssea.

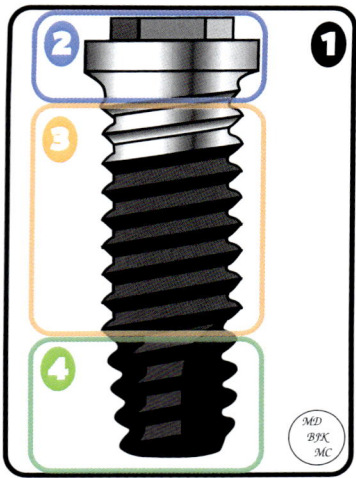

Figura 4.3   O implante cilíndrico (1) é constituído de três partes: o colar (2), o corpo (3) e o ápice (4).

IMPLANTE TRANSGENGIVAL

O conceito de implante em uma única parte vem da escola suíça [11]. É também chamado de monobloco, e tem a particularidade de possuir um colar longo que não termina no nível da crista óssea, mas que se prolonga através da gengiva (Figura 4.4.).

O pilar protético é, portanto, muito mais curto, e a união entre esse pilar e o implante ocorre na posição supracrestal.

Excetuando o colar, o implante tem uma forma idêntica à dos implantes-padrão, o que permite uma compatibilidade do material cirúrgico.

Em um sistema em duas partes, o pilar protético pode ser escolhido e modificado após a instalação do implante. Já o sistema transgengival permite simplificar as etapas protéticas, mas não proporciona essa flexibilidade. Por essas razões, aquele é mais indicado para os setores posteriores do que este.

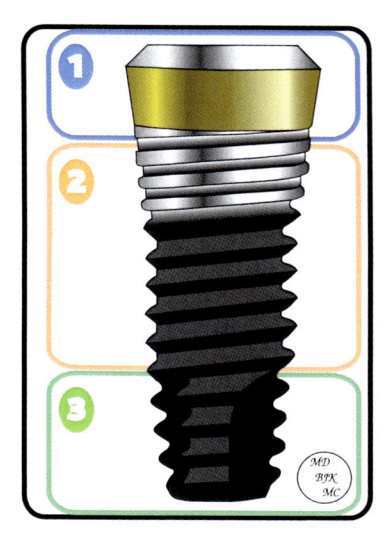

Figura 4.4 O implante transgengival apresenta um colar mais longo (1), mas o corpo (2) e o ápice (3) são idênticos aos do implante-padrão.

IMPLANTE COM COLAR DIVERGENTE

O implante com colar divergente [20], assim como o implante transgengival, apresenta corpo e ápice idênticos aos do implante-padrão[1] (Figura 4.5). Somente o colar difere – por sua divergência – o que permite obter:
- uma base protética mais ampla, respondendo às necessidades protéticas em presença de cristas delgadas, de concavidades ósseas[2] ou de proximidades radiculares;
- melhor estabilidade primária, o que o indica para um osso de fraca densidade ou em casos de aplicação de carga imediata;
- uma ancoragem cortical mais ampla, facilitando a implantação imediata após extração. A plataforma larga ocupa todo o local da extração e permite uma ancoragem óssea periférica;

---

[1] Portanto, as brocas cirúrgicas do implante-padrão são também utilizadas para o implante com colar divergente. Uma broca divergente específica permite, em seguida, conformar a cortical.
[2] Essa situação é freqüentemente encontrada no nível dos incisivos centrais e dos caninos, dentes que requerem a utilização de uma base protética de 5 mm de diâmetro.

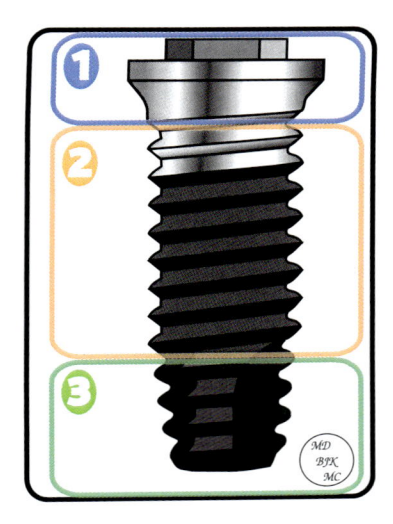

Figura 4.5 O Implante com colar divergente (1) tem corpo (2) e ápice (3) idênticos aos do implante-padrão. O colar tem diâmetro superior ao do corpo.

– uma melhoria das propriedades mecânicas devido ao aumento da superfície de contato entre o pilar protético e o colar do implante. Isso diminui os riscos de desaparafusagem e de fraturas de parafusos ou de implantes.

IMPLANTE CÔNICO

O implante cônico [21], também chamado de implante anatômico ou radicular, apresenta morfologia semelhante à de uma raiz dentária (Figura 4.6). Essa forma impõe a utilização de brocas cirúrgicas específicas, as quais permitem dar forma cônica ao local ósseo.

Dessa morfologia, decorrem vantagens:
– ligadas ao efeito de compressão periférica do osso ao nível da zona cônica:
 • permite melhorar a estabilidade primária em um osso de fraca densidade ou durante aplicação de carga imediata,
 • essa estabilidade, assim como a presença de um ápice arredondado, favorece o uso de implante cônico, associado à técnica da osteotomia, em locais subsinuais;

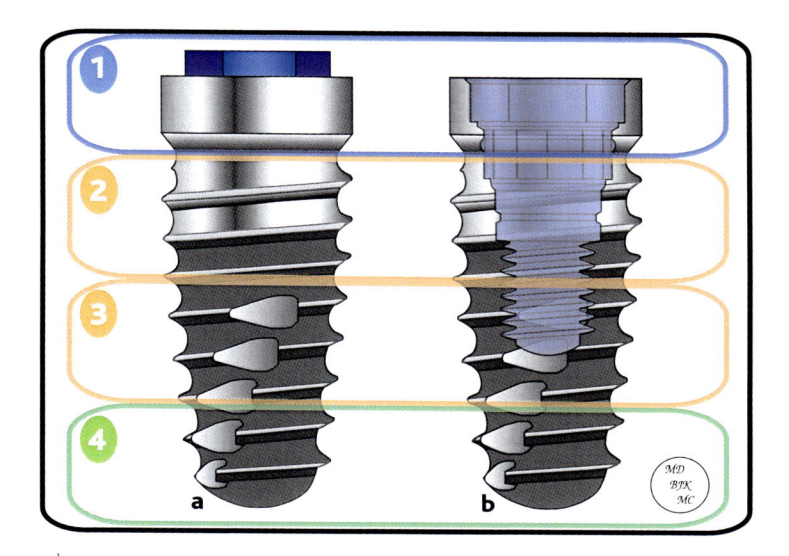

Figura 4.6 Implante cônico em hexágono externo (a) e de conexão interna (b). Ele apresenta colar de forma tradicional (1), corpo cilíndrico (2) – depois cônico (3) – e ápice arredondado.

– ligadas à conicidade do local ósseo preparado:
  • a forma cônica permite inserir grande parte do implante antes de aparafusá-lo;
  • o tempo necessário à instalação do implante é, portanto, menor;
  • a instalação é simplificada, diminuindo assim os riscos de ovalização do local ósseo, o que traz benefícios, em particular quando a abertura bucal é insuficiente;
– ligadas à forma anatômica do implante:
  • implantação em um local de extração recente;
  • proximidade radicular ou crista alveolar côncava limitando o espaço ósseo disponível ao nível apical.

O implante cônico apresenta um ápice arredondado que limita sua introdução. Portanto, adapta-se com exatidão ao espaço aberto pela última broca, deixando pouca margem de manobra ao posicionamento corono-apical. Na busca de uma estética particularmente cuidadosa, é importante dominar bem a técnica cirúrgica antes de utilizar esse tipo de implante.

Diâmetro

Atualmente, a classificação dos implantes é feita de acordo com três classes de diâmetros: pequeno (< 3,4 mm), padrão (de 3,75 a 4,1 mm) e grande (> 4,5 mm). A escolha do diâmetro do implante permite adaptar-se às seguintes condições clínicas:

– qualidade e quantidade ósseas;
– local de edentulismo;
– espaço disponível para prótese;
– tipo de oclusão.

IMPLANTES DE DIÂMETRO-PADRÃO

Trata-se do diâmetro implantar utilizado desde os anos 1980. Essa configuração é muito bem documentada: é o diâmetro de referência, que pode ser utilizado na maioria das situações clínicas.

IMPLANTES DE PEQUENO DIÂMETRO

É um implante que apresenta resistência mecânica menor, devendo ser utilizado somente nas seguintes situações:

– espaço ósseo inter-radicular reduzido;
– crista alveolar delgada;
– diâmetro protético cervical limitado.

É contra-indicado se a solicitação mecânica for grande. Esse implante, comparado ao implante de diâmetro-padrão de mesma forma e de mesmo comprimento, apresenta pior estabilidade primária, o que torna arriscada sua utilização em um osso de pouca densidade.

É interessante poder adaptar simultaneamente o diâmetro e a morfologia. Pode-se, por exemplo, utilizar um implante de pequeno diâmetro com colar divergente quando a crista alveolar é delgada, mas uma base protética padrão é indicada no plano protético.

As características desses implantes os limitam praticamente à substituição dos incisivos mandibulares e dos incisivos laterais maxilares.

IMPLANTES DE GRANDE DIÂMETRO

Esse tipo de implante apresenta três vantagens principais:

– aumento da superfície da base protética devido ao aumento do diâmetro do colar;

- aumento da resistência mecânica devido ao aumento do diâmetro geral do implante;
- aumento da interface osso/implante e, portanto, da estabilidade primária.

Ele atende, assim, a certas situações particulares:
- qualidade óssea insuficiente;
- altura insuficiente da crista;
- edentulismo dos molares;
- edentulismo unitário;
- implantação imediata após extração;
- substituição imediata de um implante.

Os implantes de grande diâmetro diminuem a instabilidade da coroa em relação ao colar do implante, permitindo a diminuição dos riscos de acúmulo de alimento e a otimização da repartição das forças mastigatórias. Os implantes de grande diâmetro apresentam maior superfície de ancoragem, similar àquela obtida pelas raízes de um molar.

Portanto, esse tipo de implante é indicado principalmente na substituição de molar, quando o volume da crista e o espaço protético permitirem.

INDICAÇÕES DOS DIFERENTES DIÂMETROS IMPLANTARES

Os diferentes diâmetros implantares permitem adaptar o implante ao dente substituído. O estudo das mensurações anatômicas dos dentes maxilares e mandibulares permite efetuar uma escolha criteriosa do diâmetro do implate (Tabela 4.2).

Comprimento

A escolha do comprimento do implante é feita após estudo radiográfico. Deve ser utilizado o máximo volume disponível.

Na maxila, nenhuma distância de segurança é necessária em relação às estruturas anatômicas. Na mandíbula, recomenda-se uma distância de segurança de 2 mm acima do canal dentário.

Tipo de conexão

Existem diferentes tipos de conexões de implantes que permitem ligar o pilar intermediário ao corpo do implante.

Tabela 4.2 Medidas Médias dos Dentes e Diâmetros Implantares Indicados

	Dente	Diâmetro mesiodistal cervical (mm)	Diâmetro vestibulolingual cervical (mm)	Diâmetro implantar indicado
Maxila	Incisivo central	7,0	6,0	Padrão ou grande
	Incisivo lateral	5,0	5,0	Padrão ou pequeno
	Canino	5,5	7,0	Padrão ou grande
	Primeiro pré-molar	5,0	8,0	Padrão
	Segundo pré-molar	5,0	8,0	Padrão
	Primeiro molar	8,0	10,0	Grande
	Segundo molar	8,0	9,0	Grande
Mandíbula	Incisivo central	3,5	5,5	Pequeno
	Incisivo lateral	4,0	5,5	Pequeno
	Canino	5,0	6,5	Padrão
	Primeiro pré-molar	5,0	7,0	Padrão
	Segundo pré-molar	5,0	8,0	Padrão
	Primeiro molar	8,5	9,0	Grande
	Segundo molar	8,0	9,0	Grande

CONEXÃO HEXAGONAL EXTERNA

É a mais antiga, pois já era utilizada nos primeiros implantes de Brånemark. Trata-se de uma plataforma fixada no centro por um hexágono, associada a um passo de rosca central. O pilar é encaixado no hexágono e aparafusado com o auxílio de um parafuso de ouro ou titânio. É necessária uma radiografia para controlar a adaptação dos diferentes elementos.

POLÍGONO INTERNO

É uma variante da conexão hexagonal externa que apresenta um polígono interno. No início, esse sistema parecia acarretar uma fragilização do colar do implante, mas modificações na liga utilizada e uma melhoria nas propriedades mecânicas tornaram-no confiável. Esse sistema é mais simples de manipular-se; as radiografias de controle da adaptação das diferentes peças não são obrigatórias.

CONE MORSE

Assemelha-se ao sistema que liga o gargalo e a tampa de uma garrafa, associado a um passo de rosca. Trata-se de uma conexão bastante firme, mas que não fornece uma referência de posicionamento. Esse modo de acoplamento é utilizado pela escola suíça para seus implantes transgengivais. É associado a uma gestão particular das moldagens e a uma lógica protética um pouco diferente. De fato, os pilares não podem ser modificados no laboratório de prótese depois de reposicionados na boca, pois sua posição varia em função do torque de aperto. Para resolver esse problema, também existe um sistema intermediário que associa cone morse e polígono de posicionamento.

Cada um dos sistemas de conexão apresenta vantagens e desvantagens (Tabela 4.3).

Tabela 4.3   Sistemas de Conexões Implante-Pilar

Tipo de conexão	Tipo de implante	Referência de posicionamento	Vantagens	Desvantagens
Polígono externo	Implante em duas partes	Hexágono, octógono...	Flexibilidade	Radiografia de controle obrigatória
Polígono interno	Implante em duas partes	Hexágono, octógono, dodecágono...	Facilidade protética, radiografia não é necessária	Fragiliza o colar do implante
Cone morse	Implante em uma parte	Nenhuma, mas às vezes associada a um polígono interno	Excelente qualidade da ligação mecânica	Dificuldades de transmissão das informações de posicionamento dos pilares ao laboratório

Para realizar uma escolha racional do implante, é indispensável lembrar-se dos parâmetros seguintes e de seus efeitos (Tabela 4.4).

Tabela 4.4 Diferentes Parâmetros Implantares e seus Respectivos Efeitos

Parâmetros		Estabilidade primária	Resistência mecânica	Etapas protéticas
Morfologia	Padrão	=	=	=
	Colar divergente	+	+	=
	Cônico	+	+	=
	Transgengival	=	+	Simplificadas
Diâmetro	Pequeno	–	– –	=
	Padrão	=	=	=
	Grande	+	++	=
Comprimento	Aumentado	+	=	=
	Diminuído	–	=	=
Conexão	Hexágono externo	=	=	=
	Hexágono interno	=	–	Simplificadas
	Cone morse	=	+	Simplificadas

Decisão terapêutica e estudo do projeto protético

Análise das diferentes opções terapêuticas

A implantodontia oferece soluções terapêuticas variadas, que permitem responder a numerosas situações clínicas.

Este capítulo tem o objetivo de expor as diferentes opções de implantes em função do tipo de edentulismo.

Procedimento pré-implantar

O procedimento que consiste em estabelecer a problemática da situação clínica e em determinar a maneira mais simples de responder a ela é um procedimento geral que não depende, de fato, do tipo de edentulismo.

É possível, então, propor um método racional da análise pré-protética. O procedimento é guiado, em um primeiro momento, pelas concepções protéticas. As características dos implantes são então definidas para responder a tais concepções mais favoravelmente.

Em um segundo momento, essas escolhas serão analisadas em função das exigências cirúrgicas.

O comprimento do edentulismo é medido (Figura 5.1).

O número aproximado de implantes é determinado de acordo com as seguintes regras:
— a distância mínima entre um implante e um dente é de 1,5 mm;
— a distância mínima entre dois implantes é de 3 mm [22].

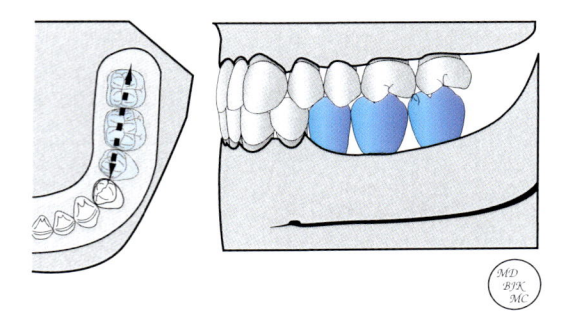

Figura 5.1 Medida do comprimento do edentulismo (seta preta pontilhada).

A altura protética disponível também é um parâmetro importante: uma altura excessiva ou insuficiente contra-indica o tratamento implantar ou indica tratamentos associados de correção.

Os pontos de emergência e os eixos dos implantes são determinados em função dos enceramentos diagnósticos (Figura 5.2):

- o ponto de emergência deve estar centrado em relação ao dente;
- os eixos dentários e implantares devem coincidir.

O comprimento da crista é medido ao nível dos pontos de emergência dos futuros implantes. O diâmetro mesiodistal dos futuros dentes protéticos é igualmente medido (Figura 5.3).

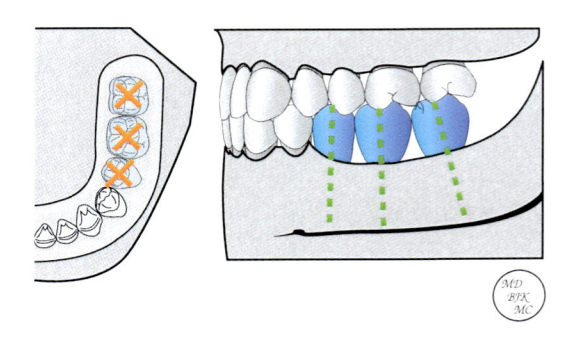

Figura. 5.2 Determinação dos pontos de emergência (cruzes vermelhas) e dos eixos implantares (traços verdes pontilhados).

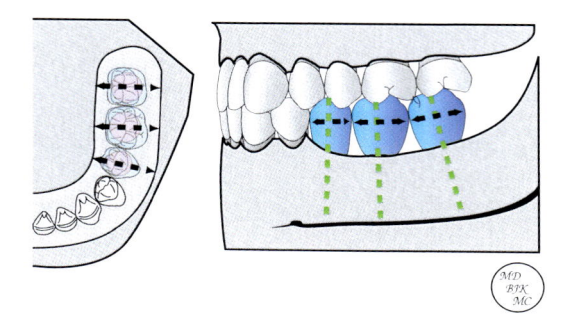

Figura 5.3 Medida da largura da crista e dos diâmetros mesiodistais e cervicais das futuras coroas protéticas (setas pretas pontilhadas).

O diâmetro dos implantes será determinado [23] de acordo com os seguintes dados:
– o diâmetro deve ser adaptado ao dente que será substituído;
– deve subsistir ao menos 1 mm de osso em torno do implante (principalmente em lingual e em vestibular).

Uma vez determinados os diâmetros, o comprimento de cada implante é definido, levando-se em conta as margens necessárias em relação aos obstáculos anatômicos (Figura 5.4). Essa primeira análise é feita com o auxílio de radiografias (periapicais ou panorâmicas).

As escolhas definidas em relação às regras protéticas são, em seguida, confrontadas com os parâmetros cirúrgicos (análise dos volumes ósseos disponíveis). Podem,

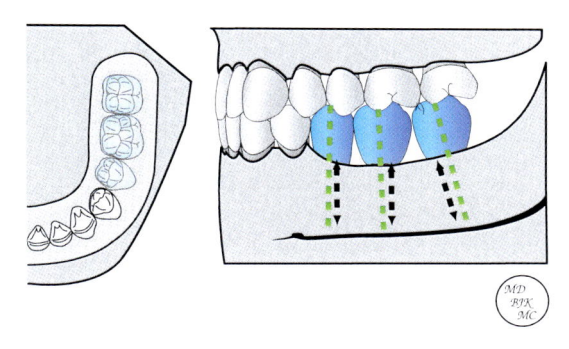

Figura 5.4 Escolha do comprimento dos implantes em função da distância que os separa dos obstáculos anatômicos.

então, ser feitos arranjos após discussão entre o protético e o cirurgião. A utilização de implantes com formas diferentes das tradicionais pode, às vezes, resolver certas dificuldades.

É possível, também, prever um número menor de implantes se a configuração do edentulismo e dos outros implantes permitir considerar a colocação de pontes fixas implanto-suportadas.

Essas soluções específicas devem ser analisadas em função do tipo de edentulismo.

Edentulismo total

AVALIAÇÃO PRÉ-PROTÉTICA

No paciente edêntulo total [24], os implantes dentários permitem solucionar os problemas de instabilidade protética ligados à prótese removível e, portanto, tornar o tratamento mais confortável e mais bem aceito.

É importante que a demanda do paciente seja bem-estabelecida. As diferentes possibilidades protéticas devem ser explicadas com clareza, o que permitirá escolher, juntamente com o paciente, a opção terapêutica mais adequada. A escolha terapêutica depende dos seguintes pontos:

- análise da demanda do paciente;
- realização de exame clínico;
- análise do sorriso;
- realização de exame radiográfico (avaliação retroalveolar e/ou panorâmica);
- análise dos modelos de estudo montados no articulador na dimensão vertical correta. A dimensão vertical é escolhida de acordo com as regras da prótese removível completa e eventualmente testada com o auxílio de uma prótese de diagnóstico;
- pré-montagem dos dentes, que permite, se necessária, melhor visualização dos espaços protéticos disponíveis;
- realização, quando necessária, de uma tomografia para visualizar os volumes ósseos.

A análise dos elementos precedentes permite responder às seguintes questões:

- o volume ósseo residual é suficiente?
  • qual a importância da reabsorção óssea?
  • a colocação de implantes é possível?
  • quais os locais selecionados, determinando os pontos de emergência?
  • quais os eixos de implantes que mais se adaptam?
  • qual deve ser o posicionamento ápico-coronal?
  • qual a importância da distância entre arcos?
- como responder à demanda estética e funcional do paciente?
  • qual o perfil psicológico do paciente?

- sua demanda estética é realista (suporte labial, visibilidade dos limites protéticos, forma dos dentes e integração global da prótese)?
- esse resultado pode ser obtido por meio de técnicas convencionais?
- o paciente aceita reconstruções cirúrgicas das perdas de substâncias?
– que tipos de arranjos o paciente aceita fazer?
  - ele aceita uma prótese removível?
  - os tecidos gengivais perdidos podem ser substituídos por materiais protéticos?
  - uma anatomia dentária modificada ("dentes longos", ausência de papilas) é aceitável?

OPÇÕES PROTÉTICAS NO EDÊNTULO TOTAL

Diferentes soluções protéticas podem ser propostas (Figura 5.5).

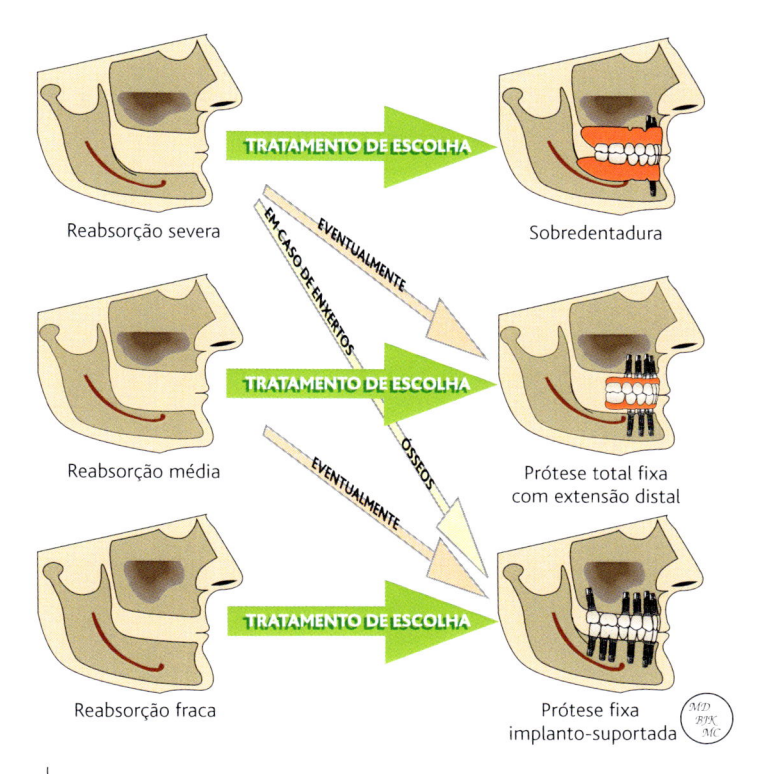

Figura 5.5 Soluções protéticas possíveis no edêntulo total.

Prótese fixa implanto-suportada

Essa solução protética [8] é a que mais se aproxima da anatomia natural. Os dentes são diretamente substituídos por dentes protéticos (Figura 5.6), sem que nenhum material artificial substitua o volume ósseo perdido. Esse desenho protético apresenta:
– vantagens:
  • estética próxima à natural,
  • conforto para o paciente,
  • manutenção similar à dos dentes naturais,
  • excelente aceitação psicológica da prótese;
– desvantagens:
  • dificuldades de administrar a sustentação dos lábios e dos tecidos cutâneos,
  • dificuldades de previsão do resultado estético e fonético,
  • impossibilidade de administrar uma grande distância entre arcos.

Um grande número de implantes é necessário para realizar esse tipo de prótese.

O número e a morfologia dos implantes são escolhidos em função do osso residual. De maneira geral, entre 8 e 10 implantes devem ser distribuídos na arcada.

O posicionamento e a escolha dos implantes devem respeitar as seguintes regras:

– o ponto de emergência do implante deve ser posicionado em função da futura coroa protética (em geral, no centro). O guia radiográfico permite visualizar esse centro, assim como o eixo do dente, nos diferentes cortes da tomografia;

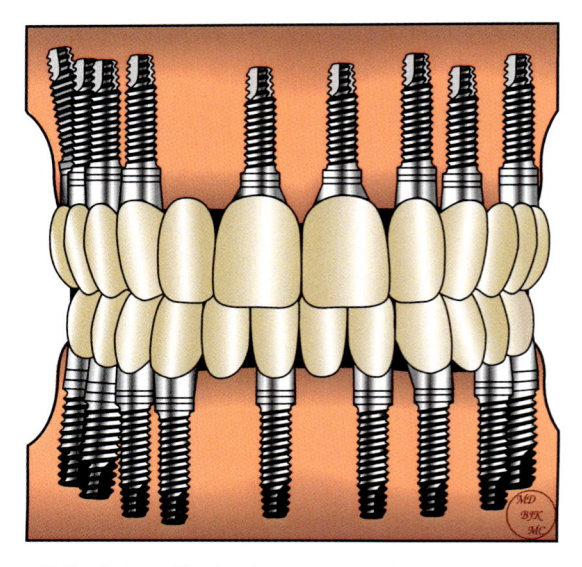

Figura 5.6   Prótese fixa implanto-suportada.

- o eixo do implante deve estar o mais próximo possível do eixo do futuro dente (no entanto, é possível uma correção de eixo de 15° a 20°);
- uma espessura mínima de 1 mm de osso deve circunscrever o implante;
- dois implantes devem ser separados por um mínimo de 3 mm de osso;
- se a altura óssea disponível for pequena (menos de 10 mm), aconselha-se a utilizar implantes mais largos ou a aumentar o número de implantes;
- o diâmetro do implante deve ser adequado ao diâmetro do dente que ele substitui.

A realização protética deve respeitar as regras de posicionamento dos dentes utilizados em prótese fixa convencional.

Freqüentemente, é necessária uma adequação entre regras protéticas e cirúrgicas. Para cada local de implante, esse arranjo será analisado. Se a divergência for grande demais, esse local deverá ser reconsiderado. Algumas vezes, é necessário reconsiderar todo o projeto protético.

Prótese fixa implanto-suportada com extensão

É uma solução intermediária entre a prótese fixa completa implanto-suportada e a sobredentadura [10]. Ela tenta associar as vantagens de conforto do prótese fixa às vantagens estéticas da prótese removível.

Uma prótese completa que reproduz dentes e gengivas é transaparafusada sobre pilares implantares (Figura 5.7). A prótese não entra em contato com a gengiva, razão de seu nome de prótese fixa com extensão. Ela é constituída por uma armação metálica que se aparafusa nos pilares implantares e sobre a qual são montados dentes artificiais colados com resina rosa.

Esse desenho protético apresenta:
- vantagens:
  • prótese fixa,
  • palato livre,
  • prótese desmontável pelo cirurgião,
  • possível substituição de uma parte do tecido gengival perdido (gengiva artificial);
- desvantagens:
  • dificuldades para administrar o suporte dos lábios e dos tecidos cutâneos,
  • dificuldades de previsão do resultado fonético (na maxila),
  • problemas estéticos em presença de um sorriso gengival,
  • manutenção que exige maiores cuidados, às vezes.

Nessa configuração, o número necessário de implantes é menor. Varia em função da forma e do tamanho da arcada. Deve-se observar igualmente que o número de dentes substituídos também é menor. Essas concepções protéticas com freqüência levam a arcadas "curtas", que terminam no nível dos primeiros molares, ou até mesmo no nível dos segundos pré-molares.

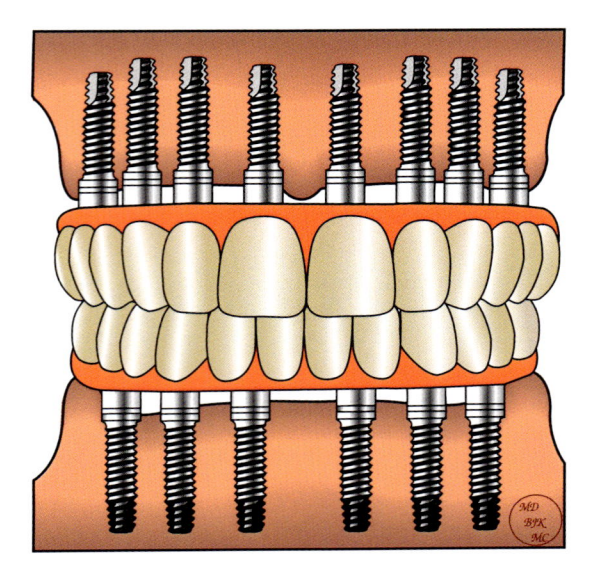

Figura 5.7 Prótese fixa com extensão.

Forma da arcada

A forma da arcada desempenha um papel essencial do ponto de vista biomecânico. De fato, se a zona implantável da arcada tiver forma arredondada, as forças de mastigação serão distribuídas sobre um arco, o que é mais favorável à colocação de extensões posteriores. Já um posicionamento retilíneo dos implantes contra-indica as extensões posteriores.

Tamanho da arcada

O ideal, de acordo com a necessidade da mandíbula, é a colocação de seis implantes, porém, em certas situações, quatro ou cinco podem ser suficientes. Esses implantes são colocados entre os forames mentuais. O número de implantes depende da distância que separa esses obstáculos anatômicos.

Na maxila, oito implantes de ao menos 10 mm de comprimento são desejáveis, mas seis podem bastar, se o comprimento dos implantes for maior do que 10 mm. Esses implantes são colocados na frente dos seios maxilares.

Altura protética disponível

É igualmente importante avaliá-la. Uma altura mínima de 7 mm é necessária para realizar esse tipo de tratamento. Uma altura inferior fragilizaria a armação metálica da prótese, e uma altura grande demais implicaria um braço de alavanca desfavorável da prótese sobre o implante. Neste caso, esse tipo de prótese é contra-indicado. É preferível, então, pensar em uma sobredentadura.

■ Sobredentadura

Trata-se de uma prótese removível tradicional que utiliza, para aumentar sua estabilidade, um sistema de retenção implanto-suportada [25] (Figura 5.8). Este sistema se assemelha aos retentores utilizados em prótese removível radicular tradicional: é de tipo mecânico (freqüentemente em forma de botões-pressão ou de barras de união) ou magnético.

As sobredentaduras utilizam, portanto, diferentes tipos de retentores, que são aparafusados nos implantes:

– Conexões axiais de tipo botão-pressão. É um sistema de aplicação "macho/fêmea". A parte macho é aparafusada ao implante, e a parte fêmea é adaptada à prótese com o auxílio de resina. A parte fêmea apresenta um dispositivo

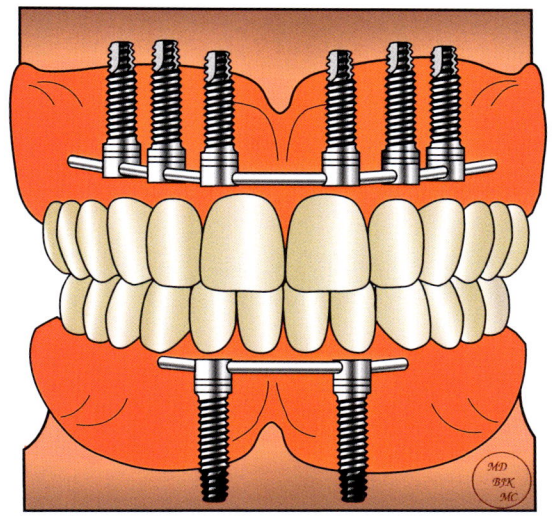

Figura 5.8 Sobredentadura.

de retenção que pode ser regulável: pode ser uma peça móvel, freqüentemente em politetrafluoroetileno e disponível em vários valores de retenção, ou uma parte metálica lisa, que permite uma ativação com o auxílio de uma chave. Certos sistemas não são reguláveis. Essas conexões, que têm um eixo de inserção axial, toleram pouca divergência entre os eixos dos implantes. Dispositivos de correção de eixo devem ser, então, utilizados. Esses ligamentos podem, também, ser espaçados ou apoiados em função do tipo de sustentação buscado.

– Barra de união. É um elemento produzido no laboratório com o auxílio de peças calibradas. Pilares intermediários são aparafusados nos implantes e acolhem os parafusos de fixação da barra. Um retentor de acordo com o tipo de barra escolhido é adaptado à parte interna da prótese, com resina. Esses retentores podem ser apoiados ou espaçados.

– Conexões magnéticas. A retenção é garantida, nesse caso, por um sistema magnético que diminui a transmissão das forças para os implantes. Entretanto, esses sistemas têm inconvenientes que limitam suas indicações (tendência à corrosão, desgaste significativo, menor eficácia). Distinguem-se dois tipos de sobredentaduras em função da natureza da sustentação:

• sustentação pela fibromucosa das cristas alveolares: os retentores são espaçados e não são utilizados como apoio; servem apenas para estabilizar a prótese lateralmente, opondo-se às forças de desinserção;

• sustentação pelo sistema implantar: trata-se mais de uma sobredentadura, pois sustentação, retenção e estabilização são garantidas pelos implantes. Nenhum sistema de resiliência é previsto no nível dos retentores.

As exigências protéticas e cirúrgicas desses dois tipos de prótese são diferentes. Com efeito, as imposições exercidas sobre o sistema implantar são bastante superiores se ele preencher o papel de sustentação. É imprescindível, pois, distinguir bem essas duas situações e adaptar, conforme as necessidades, o número de implantes necessários.

Prótese removível completa implanto-suportada

Essa prótese apresenta:

– vantagens:
• excelente estabilidade da prótese,
• conforto maior em relação a uma prótese removível tradicional,
• resultado estético satisfatório,
• administração facilitada da sustentação dos lábios, da distância entre arcos e do sorriso gengival,
• desmontagem facilitada,
• possibilidade de evoluir para um outro tipo de prótese;

- desvantagens:
  - algumas vezes, difícil aceitação da prótese,
  - dificuldades de higiene em relação ao sistema de retentores (barras pouco acessíveis à escovação),
  - necessidade de manutenção protética alta e regular.

O número de implantes é próximo daquele utilizado para uma prótese fixa implanto-suportada (ao menos seis na maxila e quatro na mandíbula). De fato, as forças aplicadas nos implantes são similares. Esses implantes devem ser posicionados de modo a obter uma distribuição das forças.

Também se deve considerar a evolução posterior a uma solução fixa se o paciente não aceitar a solução móvel. Para tanto, os implantes devem ser colocados considerando-se as exigências protéticas das próteses fixas implanto-suportadas.

Convém observar, igualmente, a altura dos sistemas de retenção: um espaço protético mínimo de 7 mm é necessário.

Prótese removível completa muco-suportada

Essa configuração difere um pouco do caso anterior:
- vantagens:
  - estabilidade e conforto maiores em relação a uma prótese removível tradicional,
  - resultado estético satisfatório,
  - administração facilitada da sustentação dos lábios, da distância entre arcos e do sorriso gengival,
  - desmontagem facilitada,
  - grande evolutividade,
  - simplificação do tratamento;
- desvantagens:
  - algumas vezes, difícil aceitação da prótese,
  - necessidade de uma manutenção protética alta e regular.

É importante observar que a concepção desse tipo de prótese é indicada sobretudo para a mandíbula, já que em geral é mais fácil de se obter a retenção em prótese tradicional na maxila.

A solicitação mecânica dos implantes é diminuída. Portanto, um número menor de implantes é necessário: dois implantes podem ser suficientes.

O sistema de retenção utilizado deve permitir a sustentação da mucosa e, portanto, deve ser espaçado. As barras de união ou os retentores por pressão espaçados por meio de uma folha de estanho preenchem perfeitamente essas funções.

Entretanto, é importante permitir à prótese um espaço livre para rotação ânteroposterior em torno da barra ou dos botões-pressão, o que contra-indica os sistemas que utilizam três implantes ou extensões posteriores que bloqueiam essa livre rotação.

Edentulismo parcial

A problemática do edentulismo parcial é muito diferente daquela do edentulismo total [26]. Nesse caso, deve-se considerar o valor protético dos dentes remanescentes, e pode ser complicado escolher entre o tratamento com implante e o tratamento tradicional. Via de regra, o tratamento com implante permite a colocação de uma prótese fixa sem preparação dos dentes que margeiam o edentulismo, o que permite uma economia tecidual importante, em comparação com o tratamento por ponte fixa, e mais conforto, em comparação com o tratamento por prótese removível.

A decisão terapêutica depende dos seguintes fatores:

- valor protético dos dentes remanescentes;
- configuração do edentulismo (extensão, situação);
- idade do paciente;
- espaço disponível para prótese;
- solicitação do paciente.

Os edentulismos parciais podem ser divididos em duas categorias:

- edentulismos parciais anteriores;
- edentulismos parciais posteriores.

Os fatores estéticos e mecânicos são muito diferentes em ambos os casos; por isso, deve-se tratar independentemente esses dois pontos.

EDENTULISMOS PARCIAIS ANTERIORES

A principal dificuldade desse setor é a gestão da estética. É essencial analisar, em um primeiro momento, a extensão da zona visível quando o paciente sorri. A posição do lábio é então observada. Ela pode expor (Figura 5.9):

- uma parte dos dentes;
- os dentes e as papilas;
- os dentes e uma parte da gengiva.

Quanto mais ampla for a zona exposta, mais difícil será o caso e mais aleatório será o resultado. Em certos casos de sorriso gengival, a solução implantar fornece resultados freqüentemente menos satisfatórios do que as soluções tradicionais. A escolha deve ser discutida com o paciente.

O principal ponto de referência da análise da zona anterior é a linha mediana da face. Ela é determinada independentemente dos elementos anatômicos dentários, referindo-se à simetria do rosto. A zona anterior será, então, dividida em dois por essa linha, e cada lado será analisado separadamente de maneira a conservar a simetria.

A partir da avaliação pré-implantar, será determinado:

- o tipo de implante a utilizar (forma, diâmetro, comprimento);

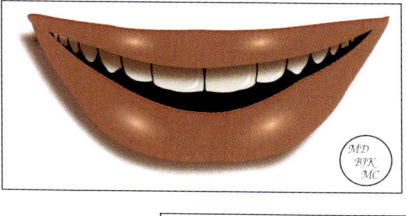

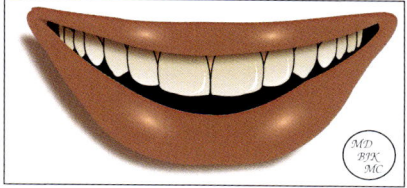

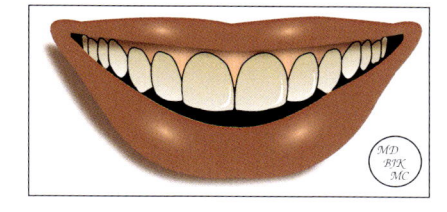

Figura 5.9 Os diferentes tipos de sorrisos.

- o posicionamento do implante (mesiodistal, vestibulolingual);
- sua profundidade e sua angulação.

Esses pontos são muito importante e é freqüentemente difícil respeitar todos os critérios de posicionamento implantar. Algumas vezes, é necessária uma adaptação e, de modo geral, não é possível substituir todos os dentes ausentes por implantes. Uma ponte fixa implanto-suportada é uma solução que deixa uma margem de manobra protética maior, facilitando o posicionamento das coroas protéticas e melhorando a conservação das papilas.

Deve-se considerar, antes de optar por implantes:

- o enceramento diagnóstico, que permite estabelecer e eventualmente testar a estética anterior com o auxílio de uma pré-montagem. Essa etapa possibilita determinar o ponto de emergência dos implantes e ter uma idéia do eixo e do diâmetro ideais;
- a anatomia da crista alveolar (concavidade, espessura, etc.);
- o volume ósseo disponível (é necessário 1 mm de osso periimplantar).

O setor anterior necessita de uma colaboração perfeita entre o protesista e o cirurgião. Essa zona apresenta certas dificuldades:
– de administração do eixo do implante. O eixo da crista óssea nem sempre é compatível com o eixo do dente protético. Em função da reabsorção óssea, o perfil da crista evolui, e nem sempre permite o posicionamento dos implantes em normoposição. Na maxila, se a solicitação estética for grande, podem ser consideradas reconstruções ósseas por regeneração óssea guiada (ROG), por enxerto simples ou em *onlay*. Na mandíbula, a solicitação estética geralmente é menor, o que permite regularizar a crista óssea; os implantes são então colocados mais apicalmente, o que é compensado por coroas protéticas mais longas;
– de administração do ponto de emergência. É preferível um ponto de emergência do implante levemente lingualizado em relação ao centro do dente. Um ponto de emergência demasiado vestibular pode causar reabsorção gengivival secundária. Uma emergência lingual excessiva implica a utilização de um sobrecontorno vestibular que dificulta os hábitos essenciais de higiene e de manutenção;
– de administração da profundidade. Por razões estéticas, o implante é submerso de 2 a 4 mm em relação ao colo anatômico dos dentes que margeiam o edentulismo.

As regras da prótese fixa devem ser respeitadas:

– o espaço protético vertical disponível deve permitir a construção das coroas protéticas. O encerramento diagnóstico possibilita visualizar a exeqüibilidade da construção, levando em conta o espaço dos diferentes níveis protéticos;
– o posicionamento e o diâmetro do implante devem permitir uma boa administração do perfil de emergência da coroa. Um perfil de emergência que se aproxima daquele do dente contralateral é fudamental para a obtenção de uma boa integração estética. O perfil de emergência é analisado nos sentidos mesiodistal e vestibulolingual. O diâmetro do implante é adaptado ao diâmetro do dente substituído: os incisivos centrais requerem freqüentemente a utilização de implantes largos ou de implantes com plataforma larga, com 5 ou 6 mm. Os incisivos laterais com freqüência são substituídos por implantes de pequeno diâmetro;
– a cicatrização da gengiva após a liberação da cabeça do implante em geral não é previsível. Uma fase de temporização mais ou menos longa, que permite adaptar o perfil de emergência e a sustentação da gengiva marginal, é uma etapa fundamental;
– uma oclusão equilibrada é preferida; analisa-se o papel dos diferentes elementos protéticos nos movimentos funcionais.

EDENTULISMOS PARCIAIS POSTERIORES

A administração dos edentulismos posteriores é muito simplificada em relação à dos edentulismos anteriores.

No entanto, as regras básicas são as mesmas:
- posicionamento dos implantes em função do enceramento diagnóstico;
- adaptação do diâmetro do implante ao diâmetro do futuro dente protético, para uma administração correta do perfil de emergência. A administração do perfil de emergência no setor posterior pouco interessa ao resultado estético. A higiene e a manutenção são mais difíceis, mas essenciais nesse setor.

Uma boa administração do posicionamento e do diâmetro do implante facilita os espaços fisiológicos entre os implantes ou entre os implantes e os dentes. Esses espaços devem ser adaptados à passagem das escovas interdentárias.

As forças oclusais exercidas sobre os implantes posteriores são bastante elevadas. Para diminuir seus efeitos, foi desenvolvido o conceito do tripodismo: os implantes (a partir de três) são posicionados sobre a crista de maneira não-linear, o que melhora a distribuição das forças oclusais, mas complica a administração das emergências protéticas. A utilização de implantes de grande diâmetro permite, pelo aumento de sua resistência mecânica, dispensar a noção de tripodismo.

Para diminuir as complicações, é possível utilizar igualmente, em um primeiro momento, próteses provisórias em resina com estrutura metálica.

A oclusão também deve ser verificada em detalhes para obter simultaneidade dos contatos e distribuição conforme o eixo dos implantes.

Edentulismo unitário

O tratamento do edentulismo unitário é simultaneamente simples e complexo. Embora as escolhas terapêuticas sejam simplificadas, as margens de manobra protéticas são reduzidas se o posicionamento do implante não for ideal. O posicionamento do implante deve, então, respeitar perfeitamente os parâmetros protéticos. Caso contrário, arranjos devem ser discutidos com o paciente em função das exigências cirúrgicas.

A principal dificuldade é oclusal: os riscos de desaparafusamento são aumentados quando se compara a coroa unitária com as coroas unidas. As novas ligas de parafusos, assim como o respeito estrito às técnicas de aparafusamento, reduzem esse risco.

A utilização de implantes de grande diâmetro também diminui o risco de desaparafusamento.

Deve-se analisar o volume ósseo, mas também e sobretudo o espaço disponível para a prótese. É indispensável um espaço vertical e mesiodistal suficiente.

Realização do guia implantar

O guia implantar agrupa duas noções:
- o guia de imagens (ou radiográfico), que fornece informações de posicionamento dos implantes, determinadas a partir do modelo, nas imagens radiográficas (tomografia, radiografia panorâmica ou periapical);

– o guia cirúrgico, que fornece as informações de posicionamento dos implantes (validadas pelos exames de imagens) no local da cirurgia.

Uma réplica do enceramento diagnóstico é feita no laboratório, na maioria das vezes em resina transparente. Essa réplica é aplicada sobre os dentes remanescentes ou sobre a mucosa, em caso de edentulismo extenso. São efetuadas perfurações na resina para simular o longo eixo dos dentes. Esse eixo corresponde ao eixo implantar ideal e permite visualizar o ponto de emergência desejado. Essas perfurações são preenchidas por um material radiopaco (guta-percha).

O paciente usará esse artefato no momento da tomografia ou de qualquer exame de imagens, o que permite determinar facilmente os eixos e os pontos de emergência desejados nos diferentes locais.

Em um segundo momento, esse guia implantar é modificado para servir de guia cirúrgico. Ele é geralmente seccionado no nível das faces vestibulares e fresado para permitir um acesso fácil ao local do implante durante a cirurgia.

O guia cirúrgico também pode ser diferente do guia de imagens: pode ser simplesmente uma goteira termopolimerizável a partir do enceramento diagnóstico validado pelo exame radiográfico ou modificado em conseqüência desse. Essa goteira se apóia nos dentes remanescentes ou na mucosa e pode ser dividida em duas no sentido vestibulolingual, o que possibilita a obtenção de um guia vestibular e de um guia lingual. A utilização de próteses removíveis transitórias que utilizam dentes artificiais radiopacos também é descrita.

Escolha dos elementos protéticos

Embora a escolha dos elementos protéticos supra-implantares possa ser feita no decorrer da fase protética, aconselha-se prever essa escolha na análise pré-implantar. Essa etapa permite estabelecer as possíveis opções protéticas.

ESCOLHA DO TIPO DE PILAR

Existem diferentes tipos de pilares protéticos, cujas características gerais são as seguintes (Figura 5.10):

– pilares pré-usinados (em titânio, em cerâmica): são pilares de formato-padrão, disponíveis em diferentes angulações e que permitem corrigir defeitos de angulação do implante. Podem ser desgastados, no laboratório ou na boca, para se adaptar de maneira mais adequada ao caso clínico. Para esses pilares, diferentes parâmetros podem ser escolhidos:
  • altura total do pilar,
  • altura e, eventualmente, divergência do anel transgengival;

– pilares sobrefundidos (em ouro): a base desses pilares é lisa e se adapta ao colar do implante, a parte superior é calcinável e permite a realização de estruturas

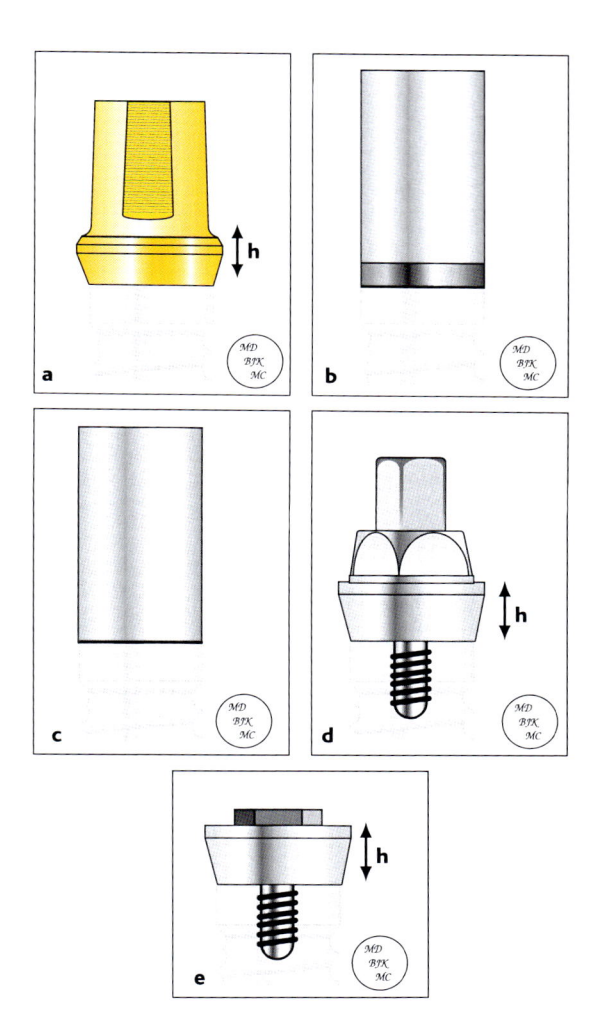

Figura 5.10 Diferentes pilares protéticos: pilar pré-usinado (a), pilar sobre-fundido (b), pilar calcinável (c), pilar cônico (d), pilar-padrão (e). Visualiza-se também a altura do anel transgengival (h).

ou de armações de ponte fixa. Eles podem possuir um elemento anti-rotacional (hexágono), quando utilizados para uma restauração unitária, ou não, quando utilizados para uma restauração múltipla;

- pilares fundidos: são idênticos aos pilares sobrefundidos, mas inteiramente calcináveis, o que reduz a precisão da adaptação;
- pilares cônicos: são pilares intermediários para prótese aparafusada, que levantam o colar do implante e facilitam as etapas protéticas. São freqüentemente utilizados para realizar reconstituições fixas com extensão;
- pilares-padrão: têm o mesmo papel que os pilares cônicos, mas reproduzem uma superfície que se assemelha àquela do colar do implante.

ESCOLHA DO TIPO DE CONEXÃO

O tipo de conexão entre a reconstituição protética e o implante também deve ser determinado. Existem três possibilidades:
- coroa aparafusada com pilar intermediário aparafusado;
- coroa aparafusada sem pilar intermediário aparafusado;
- coroa cimentada com pilar intermediário aparafusado.

■ Prótese aparafusada

A união com uma coroa aparafusada apresenta:

1. Vantagens:
   - desmontagem fácil da prótese,
   - conexões precisas por intermédio de pilares lisos,
   - ausência de cimento de selamento;

2. Desvantagens:
   - estéticas: o orifício do parafuso altera a anatomia oclusal;
   - funcionais e mecânicas:
     • morfologia oclusal alterada,
     • resistência menor ao desaparafusamento,
     • resistência menor à fratura do parafuso,
     • risco de fratura da porcelana no orifício de saída do parafuso;
   - técnicas:
     • dificuldades para administrar implantes muito angulados: o parafuso deve sair no nível oclusal,
     • controles cuidadosos de passividade,
     • realização de prótese provisória complexa.

Para a realização de restaurações múltiplas, o pilar intermediário é aparafusado com a ajuda de um parafuso em titânio a 20 N.cm, e a coroa é transparafusada sobre o pilar intermediário com um parafuso em ouro a 10 N.cm.

Para a realização de coroa unitária, o risco de desaparafusamento é muito maior. Portanto, a coroa é transparafusada diretamente no implante com um parafuso em ouro a 32 N. cm.

Essa solução sem pilar intermediário complica a etapa da moldagem, mas permite administrar muito mais facilmente situações em que o espaço para prótese vertical for reduzido.

■ **Prótese cimentada**

A utilização de uma prótese cimentada apresenta:

1. **Vantagens:**
   - estéticas: anatomia natural das superfícies oclusais protéticas;
   - funcionais e mecânicas:
     - obtenção de uma adaptação passiva, facilitada pelo cimento de selamento,
     - maior resistência ao desaparafusamento,
     - alta resistência dos parafusos à fratura,
     - equilíbrio oclusal facilitado;
   - técnicas:
     - técnica de laboratório mais próxima da técnica utilizada em prótese convencional,
     - prótese provisória mais simples de realizar;

2. **Desvantagens:**
   - dificuldades de desmontagem,
   - riscos de vazamento do cimento de selamento em área subgengival.

Nessa técnica, o pilar intermediário é indispensável e reveste uma forma de falso munhão. Ele é usinado, fundido ou sobrefundido. Também existem pilares angulados. Os pilares intermediários podem, então, ser retocados no laboratório e, eventualmente, paralelizados. A prótese cimentada é semelhante à prótese convencional.

Escolha do tipo de temporização*

A temporização (utilização de provisórios) é uma etapa difícil em implantodontia e, via de regra, um problema importante para o cirurgião e para o paciente.

Existem diferentes etapas de temporização:

- a temporização "pré-implantar", que intervém entre a fase de extração dos dentes ou de remoção dos elementos protéticos a substituir e a cirurgia implantar;
- a temporização "periimplantar", que ocorre durante a fase de osseointegração dos implantes;

---

*N. de R. T. Também conhecida como provisionalização ou prótese provisória.

– a temporização "pré-protética", que ocorre durante as etapas necessárias à realização protética.

A fase periimplantar é a que exige mais cuidados; de fato, não deve se produzir nenhuma solicitação mecânica dos implantes em processo de osseointegração. Embora a fase pré-protética exija menos precauções, ainda assim é importante não exercer forças muito grandes sobre os implantes.

A primeira fase de temporização é muito mais clássica; entretanto, é importante evitar a provocação de uma reabsorção da crista óssea.

Ter um sistema de temporização que se adapte a essas diferentes fases simplifica as etapas e reduz os custos.

Os diferentes modos de temporização propostos são os seguintes:
– nenhuma temporização. A ausência de temporização é um método confiável desde que o paciente aceite esse incômodo passageiro. É uma solução que pode ser considerada para edentulismos posteriores não-visíveis e para uma temporização de curta duração;
– prótese removível. É um tipo de provisório simples e evolutivo. Com efeito, por desgastes e reembasamentos sucessivos (eventualmente com materiais elásticos), é possível adaptar essa prótese às diferentes fases do tratamento. É importante estar certo de sua estabilidade e da ausência de pressões sobre os implantes. Se houver dúvida, essa solução de temporização deve ser associada a uma submersão dos implantes;
– prótese fixa dento-suportada. Certos casos permitem considerar um provisório com prótese fixa:
 • se a oclusão permitir, algumas vezes é possível realizar próteses fixas adesivas temporárias,
 • se os dentes que margeiam o edentulismo requerem um tratamento protético, eles podem servir de pilar à ponte fixa transitória,
 • a conservação de certas raízes que serão extraídas em um segundo momento também permite realizar uma temporização fixada;

– prótese fixa implanto-suportada. A utilização de próteses fixas ou de coroas implanto-suportadas transitórias é geralmente descrita. Essa temporização é associada aos tratamentos de aplicação de carga/temporização imediata assim como às temporizações pré-protéticas nas realizações do setor anterior. Essa temporização permite guiar e refinar a cicatrização gengival. A utilização de implantes temporários longos e de menor diâmetro é uma solução que tende a desaparecer devido ao risco de fratura desses implantes temporários;
– técnicas ortodônticas. A utilização de *brackets* colados ou de anéis ortodônticos associados a um fio rígido com suporte de dentes protéticos artificiais é uma temporização interessante, embora às vezes seja complicado operacionalizá-la.

Em todos os casos, é muito importante observar que a temporização deve, prioritariamente, evitar a transmissão de forças aos implantes durante a fase de osseointegração.

Não esqueça!

A decisão terapêutica será tomada após uma análise rigorosa. Essa análise se desenvolve de acordo com as seguintes etapas:

Procedimento pré-implantar:
- medida do comprimento do edentulismo;
- determinação dos pontos de emergência implantar;
- medida da largura das cristas;
- medida dos diâmetros cervicais mesiodistais das futuras coroas protéticas;
- escolha dos diâmetros, dos comprimentos e das formas dos futuros implantes.

A escolha terapêutica é feita em função do tipo de edentulismo:
- edentulismo total: prótese completa implanto-suportada, prótese completa com extensão, sobredentadura;
- edentulismo parcial posterior: prótese implanto-suportada cimentada, prótese implanto-suportada parafusada;
- edentulismo parcial anterior: prótese implanto-suportada cimentada.

A análise do modo de temporização também é importante:
- ausência de temporização;
- prótese removível;
- prótese fixa dento-suportada;
- prótese fixa implanto-suportada;
- técnicas ortodônticas.

6

Cronologia implantar

Um bom conhecimento das diferentes etapas implantares e de sua duração é indispensável para orientar de maneira correta o tratamento e informar bem o paciente.
A organização geral do tratamento implantar se faz de acordo com a seguinte ordem:
- fase pré-implantar;
- fase cirúrgica;
- fase protética;
- manutenção.

Também é necessário descrever uma fase de temporização protética que se sobrepõe a essas diferentes fases, mas que nem sempre é indispensável.

Embora, nos primórdios da implantodontia, os suecos tenham praticado uma técnica chamada de "submersa", muito claramente definida, os processos não são mais tão simples hoje em dia. Com efeito, com o desenvolvimento das técnicas não-submersas pela escola suíça, uma alternativa confiável foi proposta.

Atualmente, na maioria dos casos, os implantes do tipo submerso são colocados em um só tempo cirúrgico, posicionando no mesmo tempo operatório um pilar de cicatrização.

Mais recentemente, com o advento de novos tipos de superfície implantar que facilitam o processo de osseointegração, surgiram técnicas de carga mais rápidas. Essas técnicas visam diminuir o período que separa a colocação cirúrgica dos implantes da colocação das próteses implanto-suportadas (provisórias ou definitivas).

Há pouco tempo, conceitos de carga ou de provisórios imediatos foram propostos. Essas modificações do protocolo convencional ainda são pouco difundidas e demandam uma grande experiência e um grande rigor na gestão do tratamento.

A diversidade das abordagens leva a uma grande diversidade das seqüências possíveis do tratamento. A administração das próteses provisórias é uma etapa delicada e, com freqüência, penosa para o paciente: uma informação rigorosa lhe permitirá compreender melhor o papel das diferentes etapas e, assim, ser provavelmente mais cooperativo durante as fases difíceis.

Qualquer que seja o protocolo escolhido, uma fase pré-implantar relativamente longa e complexa é executada. Trata-se da informação ao paciente, da preparação inicial periodontal e da preparação tecidual e protética dos locais dos implantes. Durante essa fase, a temporização é freqüentemente realizada.

A fase protética é simples na maioria dos casos. Basta respeitar rigorosamente as etapas seguintes:

- moldagem;
- prova dos pilares protéticos;
- prova da estrutura;
- colocação da prótese.

Em contrapartida, a fase protética pode, às vezes, se complicar e necessitar da implementação de uma ou de várias fases de temporização.

As fases pré-implantar e protética são, pois, de duração e complexidade muito variáveis em função do paciente tratado. Não se estabelecerá, então, neste capítulo, a duração dessas fases.

Protocolo em dois tempos cirúrgicos [18]

Esse protocolo, mais antigo, foi o protocolo de referência para implantes com parafusos de superfície usinada (lisa).

PRIMEIRO TEMPO CIRÚRGICO

Consiste na colocação do implante, que é em seguida recoberto por um parafuso de cobertura e submerso sob a mucosa.

Essa etapa permite reduzir as cargas mecânicas ao implante durante sua fase de osseointegração. Essa solução reduz consideravelmente os riscos de perturbação da estabilização primária do implante.

SEGUNDO TEMPO CIRÚRGICO OU COLOCAÇÃO EM FUNÇÃO

A mucosa supra-implantar é aberta. O parafuso de cobertura é substituído por um pilar de cicatrização adaptado, que permite orientar a cicatrização mucosa.

A cronologia dessas diferentes etapas é apresentada na Figura 6.1.

IMPLANTES EM ODONTOLOGIA

F. P. I.	Fase pré-implantar	C.G.	Cicatrização gengival
C.O.	Cicatrização óssea	P.	Prótese
M.	Manutenção		

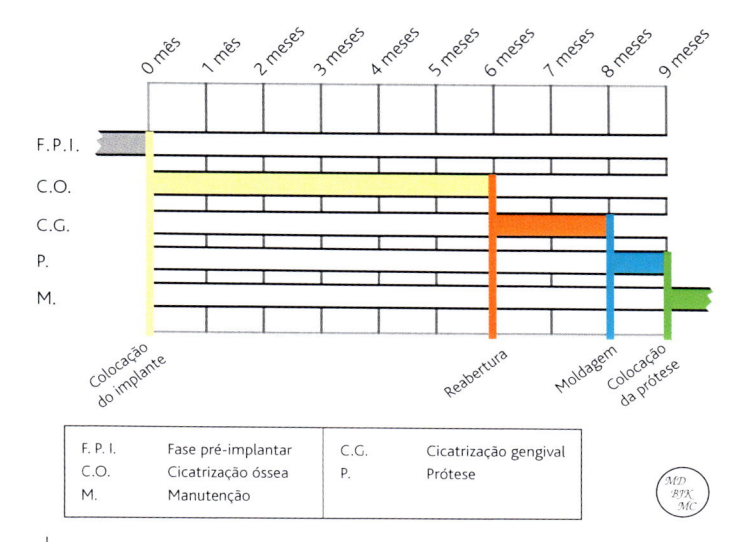

Figura 6.1 Cronologia do protocolo com submersão, para implantes de superfície usinada (lisa) ou rugosa. Na mandíbula, o tempo de cicatrização gengival pode ser reduzido a quatro meses.

Protocolo em um tempo cirúrgico [19]

Esse protocolo permite dispensar a submersão do implante. Ele consiste na colocação do implante, imediatamente recoberto por um pilar de cicatrização. É possível utilizar um implante transgengival. Neste caso, o implante não fica submerso sob a mucosa e é, portanto, mais facilmente exposto a forças externas. É muito importante realizar uma temporização adequada, que não tenha nenhum contato com os pilares de cicatrização. A cicatrização óssea e a cicatrização da mucosa ocorrem de modo concomitante (Figura 6.2).

Esse protocolo tende a substituir cada vez mais o protocolo em dois tempos, o qual é utilizado quando existe um risco de força mecânica sobre os implantes durante sua fase de osseointegração ou quando persiste uma dúvida sobre a qualidade da estabilidade primária.

Protocolo de carga rápida [27]

Esse protocolo necessita da utilização de implantes de superfície rugosa. Com efeito, esse tipo de superfície possibilita o aumento da qualidade e da rapidez da osseointegração. O tempo cirúrgico é o mesmo do protocolo anterior, mas a fase protética

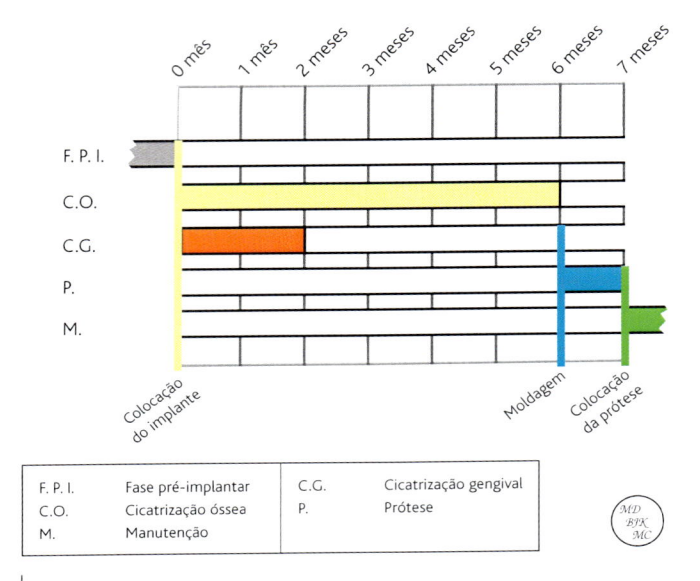

F. P. I.	Fase pré-implantar	C.G.	Cicatrização gengival
C.O.	Cicatrização óssea	P.	Prótese
M.	Manutenção		

Figura 6.2 Cronologia do protocolo em um único tempo, para implantes de superfície usinada (lisa) ou rugosa. Na mandíbula, o tempo de cicatrização pode ser reduzido a quatro meses.

começa mais cedo. Freqüentemente, quando o osso é de boa qualidade, é possível realizar essa fase após dois meses de cicatrização óssea (Figura 6.3).

Protocolo de temporização e carga imediatas [28]

O protocolo cirúrgico permanece idêntico. As etapas protéticas são realizadas em um período muito curto (de 1 a 5 dias).

Esse protocolo apresenta uma dificuldade na quantificação de sua duração. De fato, mesmo que o paciente possa, ao final da sessão, partir com uma prótese implanto-suportada na boca, raramente é a prótese definitiva. Com freqüência, é necessário fazer uma prótese provisória com estrutura unida, que apresenta dificuldades de realização e cujo custo assemelha-se ao da prótese definitiva (Figura 6.4).

IMPLANTES EM ODONTOLOGIA 71

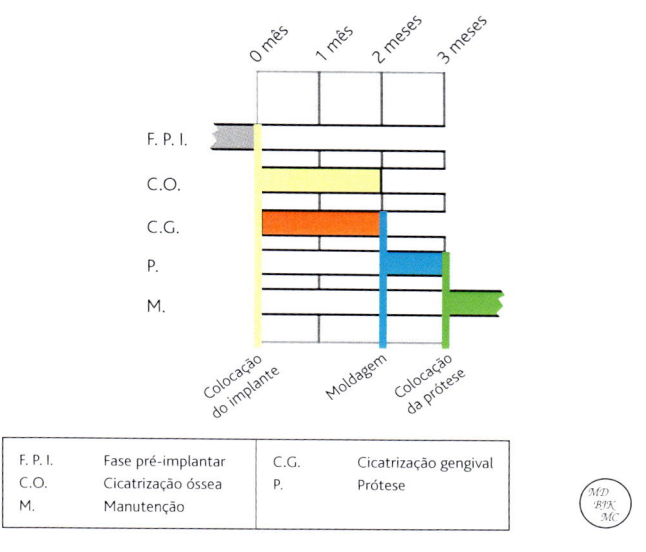

F. P. I.	Fase pré-implantar	C.G.	Cicatrização gengival
C.O.	Cicatrização óssea	P.	Prótese
M.	Manutenção		

Figura 6.3 Cronologia do protocolo de carga rápida para implantes de superfície rugosa.

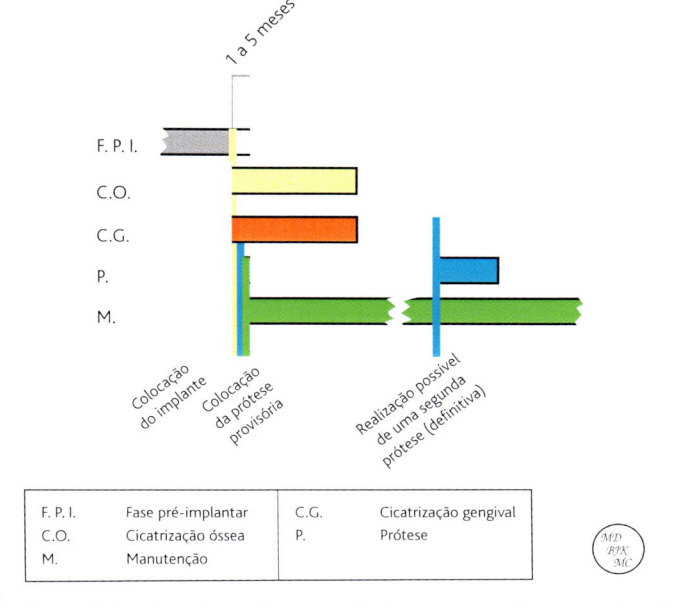

F. P. I.	Fase pré-implantar	C.G.	Cicatrização gengival
C.O.	Cicatrização óssea	P.	Prótese
M.	Manutenção		

Figura 6.4 Cronologia do protocolo de temporização e carga imediatas.

Diferentes protocolos implantares (do mais antigo ao mais recente):

Protocolo em dois tempos cirúrgicos (implantes submersos): de 7 a 9 meses, superfície lisa (usinada) ou rugosa:
- cicatrização óssea maxilar: seis meses; mandibular: quatro meses;
- cicatrização gengival: dois meses;
- etapas protéticas: um mês.

Protocolo em um tempo cirúrgico (implantes não-submersos): de 5 a 7 meses, superfície lisa (usinada) ou rugosa. As cicatrizações óssea e gengival ocorrem ao mesmo tempo:
- cicatrização óssea maxilar: seis meses; mandibular: quatro meses;
- cicatrização gengival: dois meses;
- etapas protéticas: um mês.

Protocolo de carga rápida: três meses, superfície rugosa. A cicatrização óssea é reduzida a dois meses graças à utilização de implantes de superfície rugosa:
- cicatrização óssea: dois meses.

Protocolo de temporização e de carga imediata: de 1 a 5 dias, superfície rugosa. As cicatrizações óssea e gengival ocorrem após a colocação da prótese. Uma segunda prótese poderá eventualmente ser realizada em um segundo tempo:
- cicatrização óssea: dois meses;
- cicatrização gengival: dois meses;
- etapas protéticas: um dia.

Material e técnicas cirúrgicas

A colocação de implantes dentários deve ser realizada em condições rigorosas de assepsia cirúrgica:
- uniformes estéreis do cirurgião e de seu assistente;
- isolamento do local operatório por meio de um campo estéril;
- proteção estéril de qualquer material que entre em contato com o campo operatório.

Alguns estudos [29] mostram que não existe diferença significativa entre a colocação de implantes em condições "estéreis" e em condições ditas "de limpeza":
- o cirurgião e o assistente não usam avental estéril nem touca ou propés, entretanto, usam luvas estéreis;
- o paciente não é inteiramente recoberto por um campo estéril;
- a sala de intervenção não passa por uma desinfecção particular.

Acreditamos, todavia, que existe risco de contaminação durante a colocação de implantes em condições "de limpeza". Portanto, sugerimos o seguinte protocolo operatório.

Protocolo operatório, material e técnicas cirúrgicas

PREPARAÇÃO

1. **Preparação da sala de procedimentos:**
   - descontaminação da cadeira e das mesas operatórias com produtos anti-sépticos;
   - desinfecção do ar.

2. Preparação do paciente:
   - pré-medicação (antibiótico, antiinflamatório e, eventualmente, ansiolítico);
   - troca da roupa do paciente por touca, avental e propés (as roupas ficam em outra sala);
   - instalação do paciente na cadeira;
   - bochecho com solução anti-séptica;
   - limpeza da região peribucal com uma compressa embebida em solução anti-séptica;
   - recobrimento do corpo do paciente por um lençol estéril; um outro campo estéril fenestrado recobre o rosto.
3. Preparação dos auxiliares operatórios e do cirurgião, vestidos de forma estéril.
4. Instalação do material necessário à intervenção cirúrgica em campos estéreis:
   - afastadores, espelho, pinça, sonda periodontal, bisturi, descolador, rugina para osso, saca-bocado ou alveolótomo, tesouras, porta-agulhas, curetas periodontais e cirúrgicas;
   - compressas estéreis, esponjas hemostáticas, fio de sutura;
   - material necessário a uma eventual extração: sindesmótomos, elevadores, fórceps;
   - caixa para a colocação dos implantes (*kit* cirúrgico);
   - preparação do motor de implantodontia; invólucros estéreis isolam os cabos do micromotor e as mangueiras de aspiração;
   - esterilização do guia cirúrgico antes da intervenção: a frio (amônios quaternários) ou por autoclave.

ANESTESIA

■ Anestesia local ou locorregional

O tipo de anestesia depende da região a ser anestesiada e da duração da intervenção. Ela é realizada por infiltrações nas diferentes zonas a anestesiar: maxilar (vestíbulo ou palato) e mandibular (vestíbulo ou lingual).

Para a zona mandibular posterior, uma anestesia na espinha de Spix (troncular) pode ser realizada. Todavia, uma eventual lesão do nervo dentário inferior pode passar despercebida durante a intervenção.

■ Anestesia local com sedação consciente

É uma técnica indicada para os pacientes ansiosos, que apresentam fatores de riscos médicos, ou quando a intervenção for longa. É realizada em ambulatório com a presença de um anestesista. O atendimento pré, trans e pós-operatório do paciente é idêntico ao de qualquer cirurgia implantar.

Anestesia geral

É uma técnica que pode ser considerada quando a anestesia local é contra-indicada:

- alergias aos produtos de anestesia;
- cooperação extremamente difícil do paciente;
- fatores médicos de risco significativos.

Protocolo de colocação do implante (Figuras 7.1 e 7.2)

PROTOCOLO EM DOIS TEMPOS [18]

Indicações

Atualmente, as indicações desse protocolo são mais restritas:
- técnicas de regeneração óssea ou de enxerto ósseo;
- paciente fumante;
- pequena estabilidade primária;
- paciente com estado geral alterado;
- temporização por prótese adjunta pouco estável.

O tempo de cicatrização inicialmente aconselhado é de quatro meses na mandíbula e de seis meses na maxila. Todavia, isso depende do estado da superfície implantar. Na presença de uma superfície rugosa, esse tempo pode ser diminuído consideravelmente.

Primeiro tempo cirúrgico (etapas)

Incisão e descolamento do retalho

A incisão primária é realizada sobre a crista ou deslocada sobre tecido queratinizado. Se necessário, incisões relaxantes são feitas. Um retalho de espessura total é em seguida levantado.

Preparação do local do implante

- Perfuração da cortical óssea com uma fresa esférica de alta velocidade (2.000 rpm) sob irrigação. O ponto de emergência é predeterminado com o auxílio do guia cirúrgico corretamente instalado.
- Determinação da profundidade do local do implante com a ajuda de uma broca de 2 mm de diâmetro utilizada a 2.000 rpm. Deve-se aplicar um movimento de vaivém a fim de que a parte ativa da broca seja constantemente irrigada.
- Verificação da profundidade da perfuração possibilitada por uma sonda milimetrada. O eixo de preparação deve ser controlado nos três planos do espaço com o auxílio do indicador de direção.

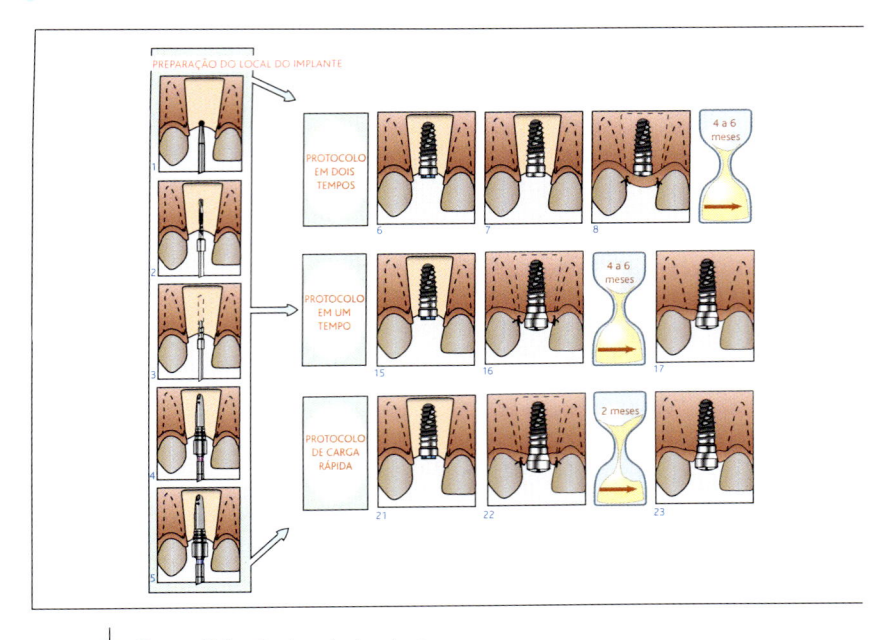

Figura 7.1 Protocolo implantar.
Preparação do local do implante. 1: Fresa esférica, **2:** broca de 2 mm, **3:** broca intermediária, **4:** broca de 3,25 mm, **5:** broca de 4 mm.
Protocolo em dois tempos. 6: Colocação de um implante cônico (diâmetro = 4,1 mm), **7:** colocação do parafuso de cobertura, **8:** reposicionamento e sutura do retalho, **9:** retirada do parafuso de cobertura após 4 a 6 meses de cicatrização tecidual, **10:** colocação do pilar de cicatrização e suturas, **11:** pilar de cicatrização após o período de cicatrização mucosa (6 a 8 semanas), **12:** retirada do pilar de cicatrização, **13:** moldagem (método *pick-up*), **14:** prótese final instalada.
Protocolo em um tempo. 15: Colocação de um implante cônico (diâmetro = 4,1 mm),

- Perfuração com a broca intermediária que permite passar de 2 a 3 mm.
- Perfuração de 3 mm até a profundidade desejada. A profundidade da perfuração é verificada com uma sonda milimetrada ou profundímetro.

Atenção: para a colocação de um implante cônico, a perfuração é realizada com brocas cônicas de diâmetro crescente. Após a utilização da fresa esférica e da broca de 2 mm, as brocas cônicas permitem a preparação do local do implante.

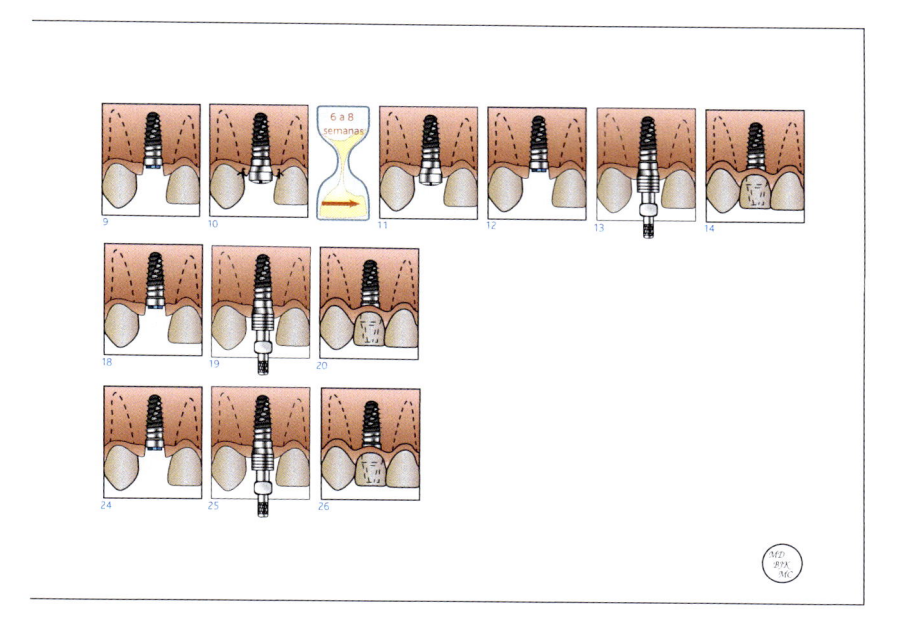

16: colocação do pilar de cicatrização e suturas, **17:** pilar de cicatrização após 4 a 6 meses de cicatrização tecidual, **18:** retirada do pilar de cicatrização, **19:** moldagem (método *pick-up*), **20:** prótese final instalada.
Protocolo de carga imediata. 21: Colocação de um implante cônico (diâmetro = 4,1 mm), **22:** colocação do pilar de cicatrização e suturas, **23:** pilar de cicatrização após dois meses de cicatrização tecidual, **24:** retirada do pilar de cicatrização, **25:** moldagem (método *pick-up*), **26:** prótese final instalada.

– Utilização de um macho de tarraxa quando necessário (em presença de um osso muito denso pode ser preciso).

Colocação do implante

O implante, retirado de sua embalagem estéril, é inserido no local a uma velocidade de 20 a 40 rpm. O implante não deve ser irrigado durante sua colocação.

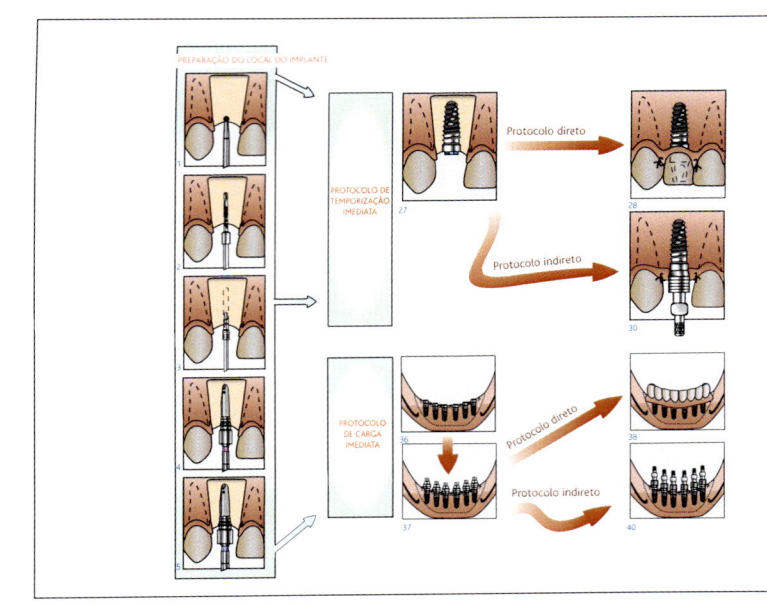

Figura 7.2 Protocolo de temporização imediato e de carga imediata.
Preparação do local do implante. 1: Fresa esférica, **2:** broca de 2 mm, **3:** broca intermediária, **4:** broca de 3,25 mm, **5:** broca de 4 mm.
Protocolo de temporização imediata. 27: Colocação de um implante cônico (diâmetro = 4,1 mm).
Protocolo direto. 28: Sutura, reembasamento da prótese provisória na boca e cimentação com um cimento provisório, **29:** prótese final após o período de cicatrização tecidual.
Protocolo indireto. 30: Sutura e moldagem, **31:** colocação do pilar de cicatrização, **32:** pilar de cicatrização após 1 a 3 dias, **33:** retirada do pilar de cicatrização, **34:** colocação

Colocação do parafuso de cobertura

É efetuada com uma ponta específica sobre contra-ângulo (travamento a baixa velocidade: de 15 a 20 rpm) ou com uma chave de fenda (manualmente).
O travamento final é realizado manualmente com uma chave de fenda adaptada.

Reposicionamento e sutura do retalho

– Todos os restos ósseos e fibrosos são retirados do local operatório.
– O retalho é reposicionado e depois suturado a fim de assegurar um fechamento hermético.

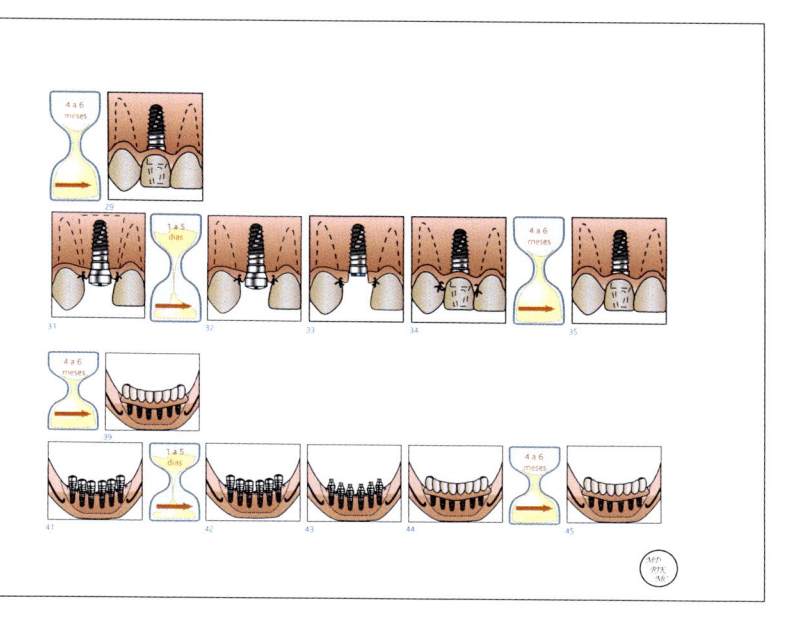

da prótese provisória 1 a 3 dias depois, **35:** prótese final após 4 a 6 meses de cicatrização tecidual.
Protocolo de carga imediata. 36: Colocação de seis implantes na região da sínfise, **37:** pilares cônicos instalados.
Protocolo direto. 38: Adaptação e reembasamento da prótese removível e colocação no mesmo dia, **39:** prótese final após 4 a 6 meses de cicatrização tecidual.
Protocolo indireto. 40: Sutura e realização da moldagem (método *pick-up*), **41:** colocação das capas de proteção dos pilares cônicos, **42:** capas de proteção após 1 a 3 dias, **43:** pilares cônicos instalados após 1 a 3 dias, **44:** prótese provisória parafusada sobre os pilares cônicos, **45:** prótese final após 4 a 6 meses de cicatrização tecidual.

■ Segundo tempo cirúrgico (etapas)

Consiste em expor os implantes.

Incisão e descolamento

A incisão é realizada a fim de distribuir da melhor maneira a quantidade de tecido queratinizado em torno do implante. Os parafusos de cobertura são visualizados. Um trépano permite liberar o osso em torno dos parafusos de cobertura, que serão em seguida retirados.

Colocação dos pilares de cicatrização com uma chave de fenda adaptada

Os pilares de cicatrização devem ser escolhidos em função da espessura da mucosa e do perfil de emergência do dente que será substituído. O ideal é que eles ultrapassem a gengiva em 1 a 2 mm. Seu posicionamento deve ser verificado radiograficamente. A prótese é colocada após o período de cicatrização gengival.

Reposicionamento dos retalhos e suturas

O local é irrigado e limpo de modo abundante. Os retalhos devem ser adaptados em torno dos pilares. Pontos de sutura permitirão uma boa adaptação tecidual.

PROTOCOLO EM UM TEMPO

Esse protocolo foi desenvolvido pela escola suíça, utilizando implantes monobloco. Atualmente, essa técnica também é aplicada aos implantes em duas partes. Inúmeros estudos relataram índices de sucesso idênticos aos do protocolo em dois tempos [19].

As vantagens desse protocolo são:

- intervenção cirúrgica única (conforto do paciente, diminuição dos custos);
- cicatrização da mucosa durante o período de osseointegração;
- diminuição da duração do tratamento implantar.

Entretanto, com essa técnica, o resultado estético no nível da gengiva marginal não pode ser pré-visualizado com precisão. Existe também um risco de contaminação bacteriana se o controle de placa não for rigoroso.

Indicações:

- paciente com bom controle de placa;
- boa estabilidade primária do implante;
- prótese transitória não-compressiva;
- região posterior (não-estética).

Contra-indicações relativas:

- zona estética difícil de administrar;
- paciente com higiene inadequada;
- necessidade de enxertos ósseos, de regeneração óssea;
- pouca estabilidade implantar.

A técnica do protocolo em um tempo cirúrgico (etapas) é similar à do protocolo em dois tempos.

Após a colocação do implante, os pilares de cicatrização (escolhidos de acordo com a espessura da mucosa e o perfil de emergência) são aparafusados sobre os implantes.

Os implantes podem receber carga ao final de quatro meses na mandíbula e de seis meses na maxila.

PROTOCOLO DE CARGA RÁPIDA

A técnica é idêntica à do protocolo em um tempo.

A utilização de um estado de superfície rugoso permite a aplicação de carga aos dois meses [27]. Esse protocolo é aconselhado quando a qualidade óssea for satisfatória (exceto o osso de qualidade IV). A duração do tratamento implantar é menor em relação às técnicas precedentes.

PROTOCOLO DE TEMPORIZAÇÃO IMEDIATA

Nos pacientes que apresentam edentulismo unitário ou parcial, pode ser considerada uma temporização imediata. A prótese fixa é colocada no dia da intervenção ou após 1 a 5 dias [30]. Aconselha-se que seja em suboclusão. Há dois tipos de protocolos: o direto e o indireto.

Seqüências terapêuticas:

– as fases cirúrgicas são idênticas àquelas do protocolo em um tempo;
– o pilar protético e a prótese provisória são colocados no próprio dia (protocolo direto) ou depois de 1 a 5 dias (protocolo indireto);
– a prótese definitiva é realizada após o período de osseointegração.

PROTOCOLO DE CARGA IMEDIATA

No edêntulo total, os implantes podem receber carga em um prazo muito curto após a intervenção (de algumas horas a alguns dias) [28-31]. Existem dois tipos de protocolos no edêntulo total: direto e indireto. As seqüências cirúrgicas são idênticas às do protocolo em um tempo.

Carga imediata em algumas horas (técnica direta):
– colocação dos implantes;
– posicionamento dos pilares;
– suturas;
– instalação da prótese provisória sobre os pilares já colocados;
– controle da oclusão (respeito aos princípios da prótese removível completa: oclusão equilibrada bilateralmente);
– realização da prótese final após o período de osseointegração.

Carga imediata em 1 a 5 dias (técnica indireta):
– moldagem em transoperatório: os transferentes de moldagem são fixados sobre os implantes e a sutura é realizada. A moldagem é feita com uma moldeira individual;

- colocação dos pilares de cicatrização;
- ao final de 2 ou 3 dias, a prótese provisória realizada no laboratório é cimentada ou parafusada;
- controle da oclusão (mesmo princípio do protocolo de carga imediata em algumas horas);
- colocação da prótese definitva após o período da osseointegração.

Não Esqueça!

Protocolo operatório na colocação de um implante. Preparação:
- da sala de intervenção;
- do paciente;
- do cirurgião e dos auxiliares operatórios;
- do material.

Anestesia

Colocação do implante (existem vários protocolos operatórios):
- protocolo em dois tempos;
- protocolo em um tempo;
- protocolo de carga rápida;
- protocolo de temporização imediata;
- protocolo de carga imediata.

Realização protética

A realização protética é a aplicação prática da decisão terapêutica. Se as fases cirúrgicas se passaram bem, a fase protética se resume, então, à operacionalização do plano de tratamento. Entretanto, é necessário reavaliar a decisão terapêutica em função da realidade do posicionamento do implante.

A primeira fase protética é uma fase de controle e de reavaliação. As escolhas protéticas são controladas e a exeqüibilidade do plano de tratamento é reavaliada.

A utilização na boca (e, eventualmente, no modelo) de réplicas plásticas dos pilares protéticos (em geral retos, 15° e 20°) permite confirmar a escolha. Uma angulação superior a 20° requer a utilização de pilares sobrefundidos ou usinados específicos.

Existem três grandes categorias de restaurações protéticas implantares:
– cimentadas;
– parafusadas;
– removíveis.

As fases mais importantes do tratamento, como as de moldagem ou as de prova, serão descritas detalhadamente para a prótese cimentada; como essas fases são muito similares nos outros tipos de próteses, sua descrição será então simplificada.

Qualquer que seja o tipo de prótese, sua produção é semelhante à da prótese tradicional, com uma troca de informações rigorosa entre o protesista e o técnico em prótese dentária. As realizações efetuadas no laboratório são testadas e validadas clinicamente. Cada peça protética deve se adaptar perfeitamente e não deve exercer nenhuma força sobre os implantes (inserção passiva).

A utilização de radiografias de controle deve ser considerada, embora nem sempre seja necessária. A experiência do cirurgião deve permitir a redução desses exames. Entretanto, é indispensável controlar a adaptação da restauração final antes da cimentação ou do aparafusamento definitivos.

De maneira geral, os parafusos utilizados nas fases de prova e de laboratório são parafusos de aço; os definitivos, em ouro ou titânio, devem ser utilizados apenas no momento do aparafusamento final dos elementos.

Restaurações cimentadas [32]

MATERIAL ESPECÍFICO NECESSÁRIO

- Chaves de fenda adaptadas aos diferentes elementos:
  - chaves de fenda quadradas longa e curta;
  - chaves de fenda hexagonais longa e curta;
  - chave de fenda reta.
- Torquímetro e pontas de chaves de fenda adaptadas.
- Transferentes de moldagem adaptados:
  - à técnica de moldagem escolhida;
  - ao diâmetro e ao tipo de implante utilizado;
  - ao perfil de emergência desejado.
- Análogos de implantes correspondentes aos implantes utilizados.
- Pilares protéticos adaptados ao caso clínico, variando os seguintes parâmetros:
  - usinados, fundidos ou sobrefundidos;
  - retos, angulados;
  - altura de anel;
  - perfil de emergência.
- Parafusos de prova em aço: usados durante as fases de laboratório e de teste clínico para não fragilizar o parafuso definitivo devido a aparafusamentos e desaparafusamentos.
- Parafuso definitivo em ouro: utilizado apenas no momento do aparafusamento definitivo do pilar.

TRATAMENTO (Tabela 8.1)

Tabela 8.1 Tratamento para uma Restauração Cimentada

	Na clínica	No laboratório de prótese
1ª sessão: moldagens	Moldagem de situação implantar Moldagem antagonista Registro da relação intermaxilar (uso de um arco facial)	Tratamento das moldagens → modelo de trabalho e modelo antagonista Montagem dos modelos no articulador Preparação dos pilares, jateamento dos pilares e realização da chave de posicionamento Realização da armação da prótese fixa (Todas as fases de laboratório são feitas com parafusos de prova em aço)
2ª sessão: testes clínicos	Prova dos pilares preparados (aparafusados à mão com parafusos de prova) Prova da estrutura sobre os pilares Controle da passividade da inserção, das embrasuras, do respeito à espessura necessária à cerâmica e, eventualmente, dos pontos de contato próximos (Novo registro da relação intermaxilar sobre a estrutura) (Recorte da estrutura e realização de uma chave de solda)	Se necessário: modificação do modelo conforme a chave de solda e solda da estrutura (convém então proceder novamente à prova da estrutura) Cozimento e polimento da cerâmica
3ª sessão: prova final e cimentação	Posicionamento dos pilares (aparafusados à mão com parafusos de prova) Prova da prótese terminada Controle da passividade da inserção, das embrasuras, dos pontos de contato próximos, da oclusão e da estética Aparafusamento definitivo dos pilares (parafuso em ouro a 35 N.cm) e cimentação da prótese	
	MANUTENÇÃO	

FASE DE MOLDAGEM [33, 34]

A moldagem implantar se distingue, em certos pontos, da moldagem dentária. De fato, o suporte utilizado (o implante) é usinado e anquilosado. A moldagem implantar é, portanto, uma moldagem de posicionamento de superfícies protéticas conhecidas. Ela requer uma precisão dimensional, mas exige pouca precisão de registro de detalhes.

Existem duas técnicas principais de moldagem sobre implantes:
- moldagem indireta (*twist lock*);
- moldagem direta (*pick-up*).

A moldagem indireta assemelha-se muito à moldagem tradicional; a moldagem direta é mais confiável, mas um pouco mais complexa de operacionalizar. Esses dois tipos de moldagem não reproduzem diretamente a superfície do implante, mas a transferem para o modelo de trabalho por meio de transferentes de moldagem usinados e aparafusados.

Independentemente do modelo de moldagem escolhido, a utilização de uma moldeira individual melhora a qualidade da moldagem.

Diferentes materiais podem ser empregados para a moldagem; os mais confiáveis são os silicones de dupla mistura ou os poliéteres.

É importante verificar a adaptação dos diferentes elementos com radiografias de controle.

Durante essas fases de moldagem, para o conforto do paciente, recomenda-se não deixar a gengiva periimplantar sem sustentação por um período muito longo. Deve-se tentar, então, durante a colocação dos transferentes de moldagem, trabalhar implante por implante, em vez de desaparafusar todos os pilares de cicatrização e aparafusar todos os transferentes. Se a gengiva ficar muito tempo sem sustentação, ela pode ceder levemente, o que causa dores no momento do aparafusamento dos transferentes ou do reaparafusamento dos pilares de cicatrização ao final da sessão.

Esses dois tipos de moldagens são feitos de acordo com as seguintes etapas:

– desaparafusamento dos pilares de cicatrização;
– posicionamento dos transferentes;
– moldagem (desaparafusamento dos transferentes);
– reaparafusamento dos pilares de cicatrização;
– posicionamento dos análogos de laboratório na moldagem.

A escolha dos transferentes de moldagem efetua-se em função da situação clínica e, em particular, do pilar de cicatrização utilizado: os perfis de emergência desses dois elementos devem ser correspondentes. Assim, se o pilar for divergente, o transferente também deve ser, para reproduzir de maneira correta a forma da gengiva periimplantar.

Somente a etapa da moldagem propriamente dita e do posicionamento dos análogos difere entre os dois modos.

■ Moldagem indireta (*twist lock*) (Figura 8.1)

Essa moldagem se caracteriza pela utilização de transferentes de moldagem mais ou menos biselados, que são aparafusados no colar do implante. Uma vez realizada a moldagem, eles são retirados. Primeiramente, eles são aparafusados às réplicas de implantes e, após, reintroduzidos na moldagem antes que ela seja fundida, permitindo assim o posicionamento das réplicas implantares no modelo de trabalho.

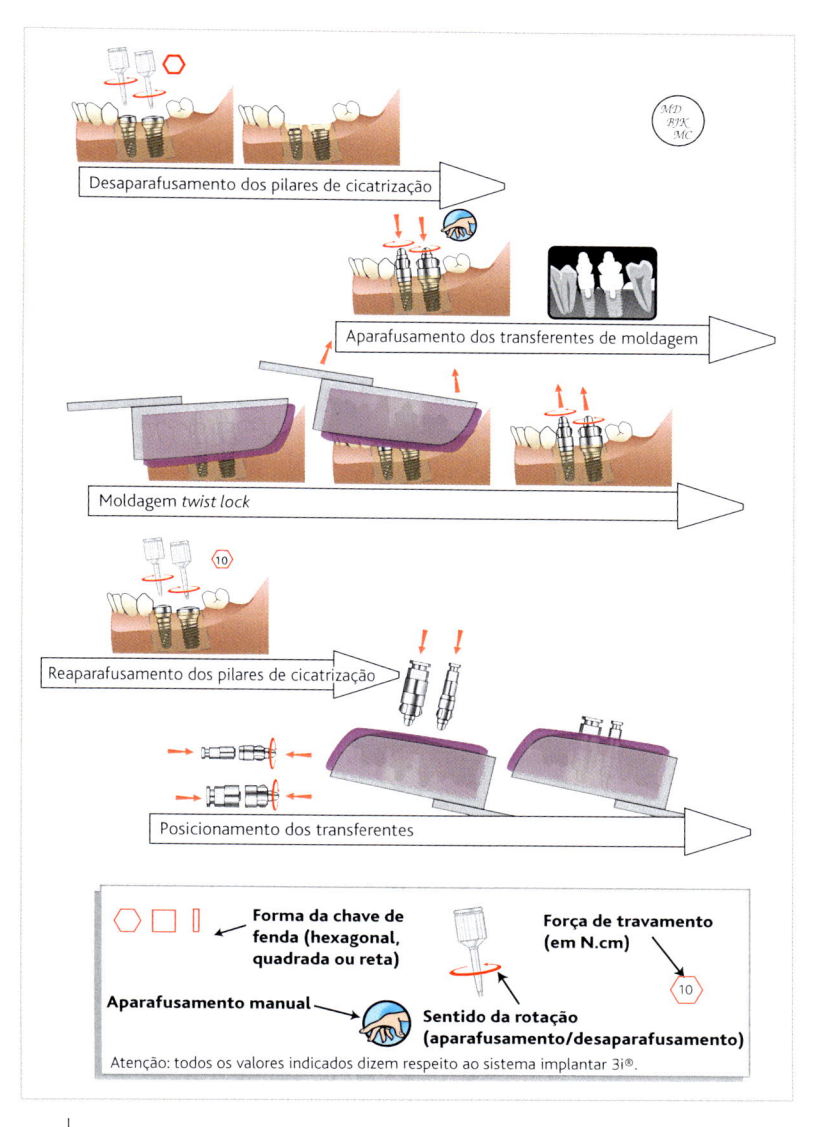

Figura 8.1   Esquema explicativo da realização de uma moldagem *twist lock*.

- **Moldagem direta (*pick-up*)** (Figura 8.2)

Os transferentes de moldagem utilizados nessa técnica são um pouco diferentes dos anteriores: eles apresentam zonas de retenção muito marcadas e permanecem na moldagem. A moldeira utilizada é, então, aberta no nível dos transferentes, possibilitando, assim, um desaparafusamento com a moldeira instalada. A utilização de uma moldeira metálica exige mais cuidados, já que o tipo individual em resina é a solução ideal.

Para uma melhor precisão, os transferentes podem ser colados entre si com resina autopolimerizável. Uma outra técnica, que consiste em jatear os transferentes e revesti-los com o adesivo que corresponde ao material de moldagem utilizado, também permite aumentar a precisão da moldagem.

Após a moldagem, os pilares de cicatrização são reaparafusados.

- **Moldagem antagonista e registro da relação entre arcos**

Uma moldagem da arcada antagonista é realizada na mesma sessão. A relação intermaxilar é registrada de maneira tradicional se o edentulismo for de pequena extensão. Também pode ser registrada por meio de uma cera de oclusão sustentada por pilares de cicatrização de altura considerável aparafusados sobre os pilares ou sobre os pilares protéticos não-preparados.

Um arco facial pode ser registrado se necessário.

PREPARAÇÃO DOS PILARES E REALIZAÇÃO DA ESTRUTURA (FIGURA 8.3) [4]

- **Preparação dos modelos**

As moldagens são produzidas no laboratório e permitem obter o modelo de trabalho e o modelo antagonista.

O modelo de trabalho apresenta as seguintes características:

– realização de gengiva artificial removível em silicone em torno dos implantes, a qual permite a regulagem da altura dos pilares em relação à gengiva. Ela subavalia a posição real da gengiva que foi comprimida no momento da moldagem;

– ausência de separação entre os análogos de implantes; se o modelo deve ser separado em modelos positivos unitários, a precisão dos sistemas de posicionamento é insuficiente: os diferentes implantes de uma mesma prótese nunca devem estar separados.

- **Preparação dos pilares**

Os diferentes pilares protéticos são feitos da seguintes formas:

– os pilares usinados são retocados; a parte coronal é, em seguida, jateada, e a parte gengival é cuidadosamente polida;

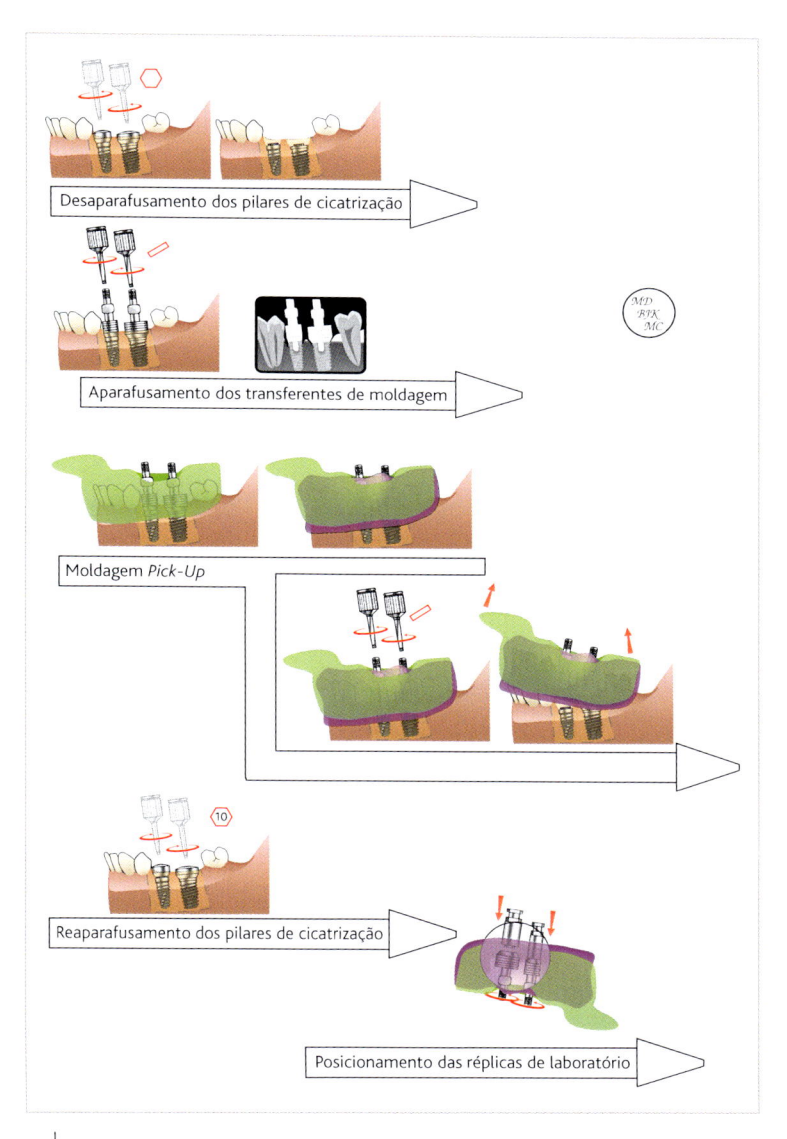

Figura 8.2 Esquema explicativo da realização de uma moldagem *pick-up*.

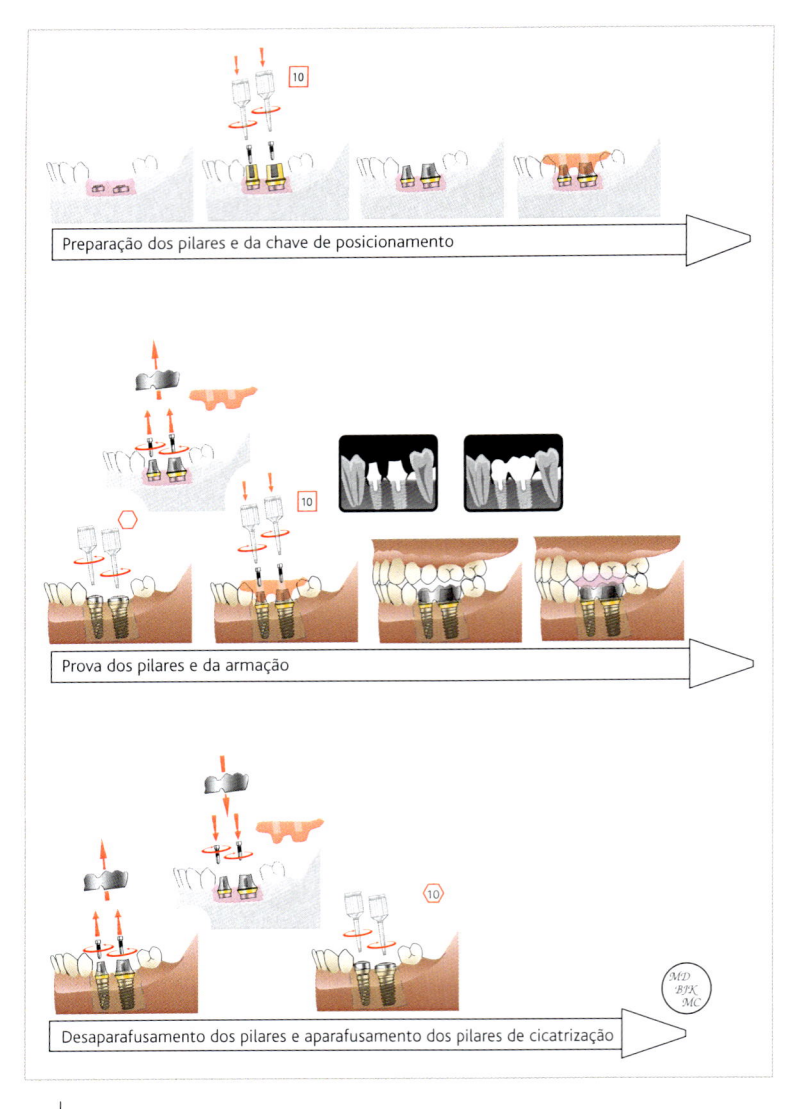

Figura 8.3 Realização no laboratório e testes clínicos dos pilares e da estrutura.

- os pilares sobrefundidos são retocados a partir de cilindros calcináveis à base metálica em ouro;
- os pilares fundidos são retocados a partir de partes calcináveis (técnica desaconselhada, pois é pouco precisa).

Os pilares são preparados:
- o paralelismo dos pilares suportes de uma mesma prótese é verificado. É importante certificar-se de que um dente inclinado não vai perturbar os trajetos de inserção e de desinserção;
- a altura dos pilares é determinada, permitindo dispor da espessura necessária à armação e à cerâmica. Essa espessura também é controlada nos movimentos de lateralidade. O limite cervical da futura prótese é determinado. Os limites podem se situar em posição subgengival mais estética. Uma situação justa ou supragengival facilita a eliminação dos excessos de cimento.

Esses pilares são em seguida identificados para evitar as inversões no momento do teste clínico. O identificador de cada pilar indica o número deste e permite determinar facilmente a orientação vestibular. Esse identificante é transportado para o modelo diante de cada pilar.

Uma chave de posicionamento em resina permite posicionar facilmente os pilares na boca e mantê-los na posição correta durante o aparafusamento. Essa chave apóia-se nos dentes que margeiam o edentulismo e é aberta no nível dos pilares, permitindo a passagem da chave de fenda.

■ Preparação da armação

A armação é feita sobre os pilares preparados. A técnica é idêntica àquela utilizada em prótese tradicional. Entretanto, algumas vezes, a utilização de um suporte metálico torna o trabalho com ceras um tanto delicado. A utilização de resina auto-polimerizável é uma solução satisfatória.

Quando a construção protética é de grande extensão, a armação pode ser fundida em várias partes, que serão, em seguida, acopladas entre si, sobre o modelo, com a resina autopolimerizável. Essa técnica permite evitar as dificuldades ligadas à moldagem de grandes estruturas. Se for necessário utilizar novas chaves durante o teste clínico, essa técnica evita uma segmentação trabalhosa da estrutura.

TESTE CLÍNICO DOS PILARES E DA ESTRUTURA

■ Teste dos pilares

Nessa etapa, os pilares de cicatrização são desaparafusados e substituídos pelo pilar correspondente, utilizando a chave de posicionamento em resina. No que diz respeito aos pilares, os seguintes pontos são verificados:

– altura;
– paralelismo;
– situação do limite cervical.

Uma radiografia de controle permite verificar o funcionamento correto desses pilares, ou seja, a ausência de espaço. Se aparecer um espaço, o defeito deverá ser corrigido antes de se passar à etapa seguinte. Ele pode ser:

– um elemento estranho posicionado entre o implante e o pilar;
– a persistência de um rebordo ósseo atrapalhando o posicionamento do pilar;
– uma dobra gengival;
– raramente, um defeito do pilar ou do colar do implante.

■ Teste da Estrutura

Uma vez validada essa etapa, deve-se proceder ao teste da estrutura da futura prótese. A estrutura é posicionada com cuidado, o que deve ser feito sem fricção para não exercer nenhuma força sobre os implantes.

A espessura disponível para a cerâmica é controlada. Eventualmente, se pontos de contato próximos são metálicos, também devem ser verificados. A consideração das embrasuras e a possibilidade de passagem das escovas interdentais devem ser avaliadas nesse nível. A estrutura pode ser modificada.

Um controle radiográfico do posicionamento da estrutura pode ser considerado se os limites estiverem muito submersos, mas esse controle não deve ser sistemático.

Uma vez validada a estrutura, uma cera de oclusão, aplicada diretamente sobre a estrutura, permite verificar e eventualmente corrigir a relação entre arcos registrada anteriormente.

Se a estrutura não pode ser inserida de forma passiva, é importante que, em um primeiro momento, nada impeça o trajeto de inserção; pode-se segmentá-la para verificar o posicionamento dos diferentes elementos. Uma chave de solda dos elementos segmentados será realizada se uma base satisfatória for obtida. Caso contrário, deve-se considerar uma nova moldagem.

Ao final do teste, os pilares são desaparafusados, e os pilares de cicatrização são recolocados no lugar.

■ Escolha da tonalidade

A escolha do aspecto estético da futura prótese, de suas características e de sua tonalidade pode ser feita ao final dessa etapa.

REALIZAÇÃO DA CERÂMICA E CIMENTAÇÃO DA PRÓTESE (Figura 8.4)

No laboratório de prótese, é feita a cerâmica. Uma conferência minuciosa da oclusão facilita a etapa clínica.

Realização da cerâmica e controle da oclusão

Desaparafusamento dos pilares de cicatrização

Teste da prótese terminada, controle da oclusão e controle radiográfico

Colocação dos pilares, cimentação da prótese terminada e controle da oclusão

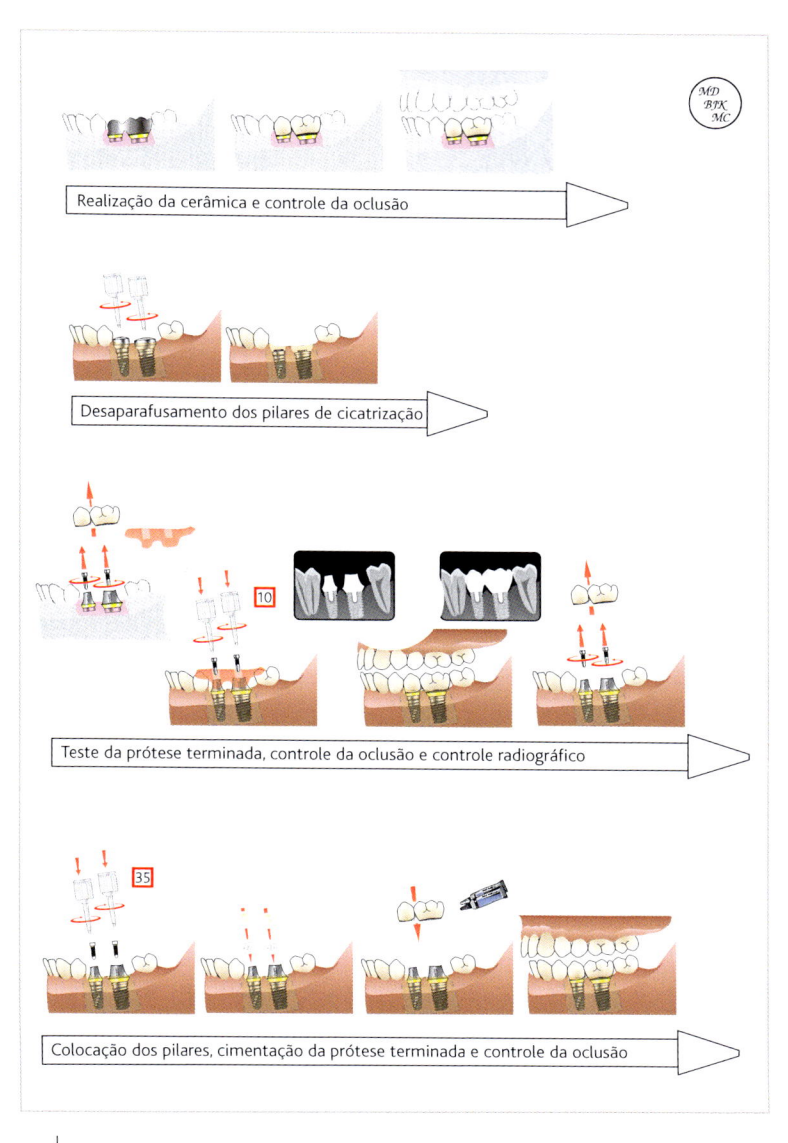

Figura 8.4 Realização da prótese no laboratório e colocação.

Como na etapa anterior, os pilares de cicatrização são desaparafusados e substituídos por pilares protéticos já validados clinicamente. A prótese pronta é, então, experimentada e validada pela verificação dos seguintes pontos:
- consideração das embrasuras e possibilidade de manutenção;
- estabilidade e ausência de fricção no momento da colocação;
- qualidade dos pontos de contato próximos;
- repartição uniforme e de igual intensidade dos pontos de oclusão em estática;
- respeito aos trajetos funcionais em cinética.

Quando tudo está validado, os parafusos de prova dos pilares são substituídos por parafusos em ouro ou titânio, apertados com força suficiente. Essa força de aperto (ou torque, ou travamento) é expressa em N.cm (Newton centímetro). O valor dessa força depende do sistema de implantes escolhido, do tipo de liga e da forma do parafuso. Via de regra, um torque de 20 N.cm é indicado para as restaurações múltiplas e um torque de 35 N.cm é preferido para evitar o desaparafusamento das restaurações unitárias. Recomenda-se respeitar o valor de torque indicado pelo fabricante, já que corresponde a um valor ótimo em função da resistência mecânica do parafuso e do passo de rosca.

Esse valor é controlado por meio de um torquímetro ou de um motor com controle com torque.

As aberturas de acesso aos parafusos são preenchidas por um algodão e por guta-percha. A prótese fixa é em seguida cimentada com cimento provisório; de fato, a pequena chanfradura dos pilares protéticos permite uma cimentação de longa duração com o cimento provisório, o que facilita uma eventual reintervenção. Um novo controle da oclusão é freqüentemente necessário.

É importante lembrar que os implantes resistem muito bem às forças axiais, mas relativamente menos às forças laterais. O equilíbrio oclusal deve permitir, tanto quanto possível, a adição das forças de mastigação na direção do implante.

Também é interessante lembrar que o implante é anquilosado e, portanto, possui menos mobilidade do que um dente natural. Como o jogo do ligamento dentário inexiste, nenhuma adaptação funcional do implante é possível.

Restaurações parafusadas

As diferentes etapas de produção desse tipo de prótese não serão descritas de maneira detalhada: somente as especificidades técnicas em comparação àquelas da prótese cimentada serão abordadas.

A utilização de próteses fixas parafusadas pode ser feita de duas maneiras diferentes:
- a prótese pode ser diretamente parafusada sobre o implante, o que diminui o número de etapas protéticas. Essa solução é particularmente prática quando a altura protética disponível é pequena;

- a prótese pode ser aparafusada sobre pilares intermediários cilíndricos ou cônicos. Essa solução permite facilitar a moldagem quando os implantes estão muito submersos, já que o transferente (específico) é aparafusado diretamente sobre o pilar intermediário, e não mais sobre o implante.

Os pilares intermediários existem sob duas formas:
- cônico,
- clássico (cilíndrico).

São pilares aparafusados diretamente no implante a 20 N.cm com o auxílio de uma chave específica que se encaixa no hexágono externo do pilar.

TRATAMENTO PARA UMA PRÓTESE PARAFUSADA TRADICIONAL (Tabela 8.2)

	Na clínica	No laboratório de próteses
1ª sessão: moldagens	Eventualmente, aparafusamento dos pilares intermediários cilíndricos ou cônicos a 20 N.cm Moldagem de situação sobre os implantes ou sobre os pilares Moldagem antagonista Registro da relação intermaxilar (Registro de um arco facial)	Tratamento das moldagens → modelo de trabalho e modelo antagonista Montagem dos modelos sobre articulador Realização da armação da prótese (Todas as fases de laboratório são feitas com parafusos de prova em aço)
2ª sessão: testes clínicos	Prova da armação sobre os pilares ou diretamente sobre os implantes. Controle da passividade da inserção, das embrasuras, do respeito à espessura necessária à cerâmica e, eventualmente, dos pontos de contato próximos. (Novo registro da relação intermaxilar sobre a armação) (Segmentação da estrutura e realização de uma chave de solda)	Se necessário: modificação do modelo de acordo com a chave de solda e solda da estrutura (convém então proceder novamente à prova de armação) Cozimento e polimento da cerâmica
Teste final e aparafusamento definitivo	Posicionamento dos pilares (se necessário) Prova da prótese terminada. Controle da passividade da inserção, das embrasuras, dos pontos de contato próximos, da oclusão e da estética Aparafusamento definitivo da prótese sobre os pilares ou sobre os implantes a 10 N.cm quando se tratar de uma prótese parafusada sobre pilares, ou a 35 N.cm quando se tratar de uma prótese aparafusada diretamente sobre os implantes	
	MANUTENÇÃO	

TRATAMENTO PARA UMA PRÓTESE FIXA COM EXTENSÃO DISTAL (Tabela 8.3)

		Na clínica	No laboratório de próteses
Moldagens		Aparafusamento dos pilares intermediários cilíndricos ou cônicos a 20 N.cm Moldagem de estudo sobre os implantes ou sobre os pilares Moldagem antagonista Registro da relação intermaxilar controlando a dimensão vertical (Registro de um arco facial ou determinação de um plano de oclusão com o auxílio do plano de Camper)	Tratamento das moldagens → modelo de trabalho e modelo antagonista Montagem dos modelos sobre articulador Realização de uma pré-montagem sobre cera e de chaves em silicone permitindo realizar a armação em função da montagem dos dentes escolhidos (Todas as fases de laboratório são feitas com parafusos de prova em aço)
Teste estético (somente prótese fixa com extensão distal)		Teste protético da montagem sobre cera, validação da dimensão vertical escolhida e do plano de oclusão	Realização da armação sobre elementos sobrefundidos que se posicionam sobre os pilares intermediários. Ela apresenta retenções que permitem a ancoragem da resina
Testes clínicos		Prova da montagem sobre cera posicionada sobre a armação e da armação. Controle da passividade da inserção (Segmentação da estrutura e realização de uma chave de solda)	Se necessário: modificação do modelo de acordo com a chave de solda e solda da armação (convém então proceder novamente ao teste da armação) Polimerização da montagem sobre a armação
Teste final e aparafusamento definitivo		Prova da prótese terminada Controle de passividade de inserção, da oclusão e da estética Aparafusamento definitivo da prótese sobre os pilares a 10 N.cm	
		MANUTENÇÃO	

A estrutura é realizada sobre elementos sobrefundidos que se posicionam sobre os pilares intermediários.

Restaurações removíveis estabilizadas

São próteses removíveis clássicas estabilizadas por meio de retentores implantosuportados.

A retenção pode ser em forma de barra de união ou de botões-pressão (tipo bola). Duas abordagens diferentes são possíveis:
- a prótese é inteiramente realizada antes da colocação dos implantes. A validação clínica dessa prótese permite confeccionar um guia cirúrgico adaptado a uma prótese funcional;
- a prótese é realizada após a colocação dos implantes.

TRATAMENTO PARA UMA PRÓTESE REMOVÍVEL REALIZADA ANTES DA COLOCAÇÃO DOS IMPLANTES (PRÓTESE ESTABILIZADA POR BOTÕES-PRESSÃO OU PILARES TIPO BOLA) (Tabela 8.4)

	Na clínica	No laboratório de próteses
Modificação da prótese	A prótese é perfurada no nível dos implantes, uma abertura é feita na resina, permitindo visualizar o implante quando a prótese está no lugar A altura disponível permite colocar um retentor compatível Essa etapa deve ser prevista no momento da cirurgia	
Acoplamento dos retentores	Os retentores são aparafusados sobre os implantes a 20 N.cm A parte fêmea é posicionada sobre o retentor; uma arruela de espaçamento é eventualmente instalada As partes fêmeas dos retentores são acopladas à prótese por meio da abertura de acesso	Acabamento da resina
Teste final	Prova da prótese terminada Controle da oclusão e da estabilidade	
	MANUTENÇÃO	

TRATAMENTO PARA UMA PRÓTESE REMOVÍVEL REALIZADA APÓS A COLOCAÇÃO DOS IMPLANTES (SOBREDENTADURA SOBRE BARRA) (Tabela 8.5)

	Na clínica	laboratório de próteses
Moldagens	Aparafusamento dos pilares intermediários (se necessário) e dos transferentes de moldagem sobre os implantes ou sobre os pilares Moldagem de estudo que é, ao mesmo tempo, uma moldagem fisiológica de prótese removível tradicional com o auxílio de uma moldeira individual regulada nos movimentos limites Moldagem antagonista Registro da relação intermaxilar controlando a dimensão vertical (Registro de um arco facial ou determinação de um plano de oclusão com o auxílio do plano de Camper)	Tratamento das moldagens → modelo de trabalho e modelo antagonista Montagem dos modelos sobre articulador Realização de uma pré-montagem sobre cera e de chaves em silicone permitindo posicionar a barra (Todas as fases de laboratório são feitas com parafusos de prova em aço)
Teste estético	Teste estético da montagem sobre cera, validação da dimensão vertical escolhida e do plano de oclusão	Produção da barra com o auxílio de elementos sobrefundidos. A barra é soldada ou colada com uma pré-forma autopolimerizável
Teste da barra	Prova da barra. Controle da passividade da inserção	Polimerização da prótese removível espaçada no nível da barra e aberta no nível dos futuros clipes de retenção
Teste final e aparafusamento definitivo	Aparafusamento da barra Prova da prótese terminada. Controle da oclusão e da estética Colocação da lâmina de espaçamento sobre a barra e acoplamento dos clipes de retenção à prótese com resina	Acabamento da resina
Teste final	Prova da prótese terminada. Controle da oclusão e da estabilidade	
	MANUTENÇÃO	

   A barra pode ser aparafusada diretamente sobre os implantes ou sobre os pilares intermediários. A utilização de pilares cônicos permite solucionar defeitos de paralelismo dos implantes.
   Observa-se com freqüência um aumento notável das forças de mastigação após a estabilização das próteses removíveis por meio de retenções implanto-suportadas. Esse tipo de prótese pode, então, ser reforçado por uma armação metálica.

Existem três grandes categorias de próteses sobre implantes, que comportam as seguintes fases de tratamento:

As restaurações cimentadas:
- moldagem;
- preparação e prova dos pilares;
- prova da armação;
- prova da prótese terminada;
- aparafusamento definitivo dos pilares e cimentação da prótese.

As restaurações parafusadas:
- colocação dos pilares intermediários;
- moldagem;
- prova da armação;
- prova da prótese terminada;
- aparafusamento definitivo da prótese.

As restaurações removíveis com dois protocolos:
- modificação de uma prótese existente: modificação da prótese, aparafusamento das partes macho das retenções sobre os implantes, acoplamento das partes fêmea dos retentores à prótese;
- produção de uma nova prótese: moldagem implantar e de prótese removível, realização de uma pré-montagem em cera, teste da pré-montagem, produção da barra, teste da barra, polimerização da prótese, aparafusamento da barra e acoplamento dos clipes de retenção à prótese removível.

Técnicas cirúrgicas específicas

Extração e implante imediato

É o protocolo de colocação de um implante imediatamente após a extração do dente (mesmo tempo operatório) (Figura 9.1) [35]. Com o objetivo de obter a osseointegração, o implante deve ter uma boa estabilidade primária. Existem várias soluções terapêuticas:

- utilização de um implante de comprimento superior ao do dente extraído (estabilização primária do implante por sua extremidade apical);
- utilização de implantes com diâmetro levemente superior ao do alvéolo pós-extração;
- utilização de implantes cônicos cuja morfologia adapta-se melhor ao local pós-extração;
- utilização de implantes de colar largo que realizam uma boa ancoragem cervical no nível do colar do implante.

INDICAÇÕES

Qualquer extração dentária cuja etiologia pode ser:
- uma cárie;
- traumática (fratura, fissura radicular);
- endodôntica (complicações do tratamento endodôntico sem presença de um foco infeccioso);
- periodontal;
- uma reabsorção radicular interna ou externa.

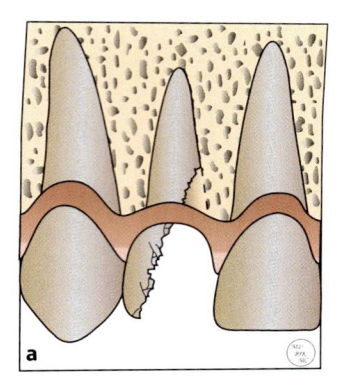

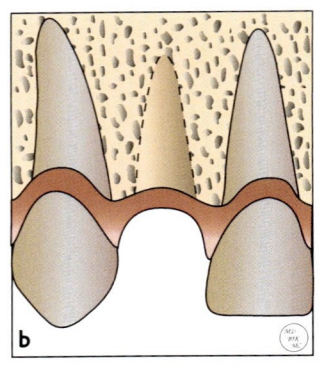

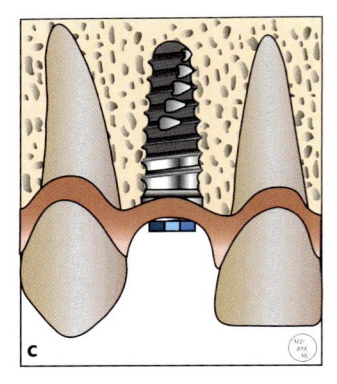

Figura 9.1 Extração e implante imediato. **a.** Fratura do incisivo lateral. Indicação de extração. **b.** Extração atraumática do dentre fraturado. **c.** Colocação de um implante de comprimento e espessura superiores aos do dente extraído.

CONTRA-INDICAÇÕES

– Volume ósseo insuficiente para permitir uma boa estabilidade primária do implante:
  • perda óssea importante antes ou após a extração;
  • volume ósseo reduzido além do ápice e/ou presença de obstáculos anatômicos (canal mandibular, seio maxilar).
– Existência de um foco infeccioso importante associado ao dente que será extraído.

VANTAGENS

Essa técnica permite:
– limitação da reabsorção alveolar pós-extração;
– diminuição da duração do tratamento;
– utilização do eixo dentário para o posicionamento do implante;
– boa aceitação psicológica do paciente.

Uma boa estabilidade primária do implante é sempre necessária. Por vezes, é necessária a realização de enxertos ósseos e/ou a instalação de uma membrana (espaço periimplantar importante).

Técnica do osteótomo

É uma técnica não-invasiva de elevação do assoalho do seio maxilar obtida após uma preparação progressiva do local do implante com material de preenchimento ou osso autógeno [36].

O osso é compactado lateral e apicalmente em torno do local do implante por meio de osteótomos, cujo diâmetro aumenta progressivamente.

A técnica é indicada em presença de uma altura óssea alveolar subsinusal de 5 a 6 mm, associada a um osso de pouca densidade. Em presença de crista larga (superior a 6 mm) e de membrana sinusal intacta, a técnica do osteótomo modificado pode ser utilizada [37]:

– preparação do local do implante (fresa esférica, broca de 2 mm, broca intermediária, broca de 3 mm) que vai até 1 mm abaixo do assoalho subsinusal (Figura 9.2a);
– introdução do material de preenchimento no local do implante;

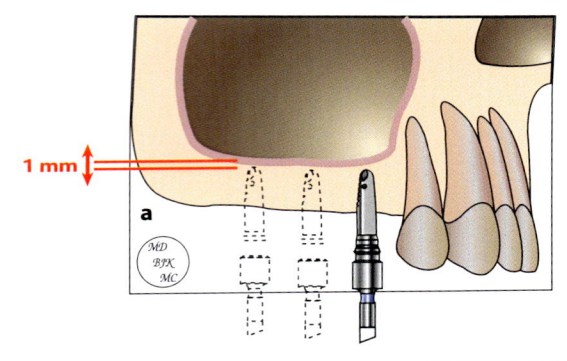

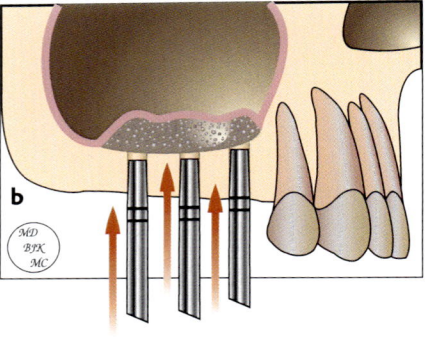

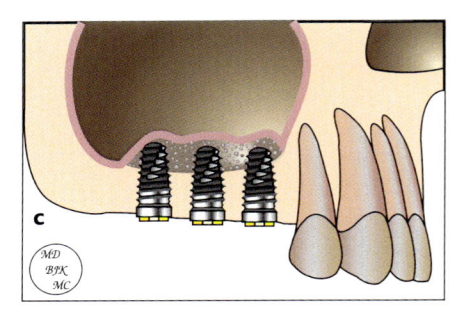

Figura 9.2 Técnica do osteótomo modificado. **a.** A preparação dos locais dos implantes deve alcançar 1 mm do assoalho sinusal. **b.** Após a colocação do material de preenchimento, o assoalho sinusal é elevado progressivamente com osteótomos. **c.** Os implantes são instalados no mesmo tempo operatório.

- utilização de osteótomos, o que permite condensar o osso, evitando a penetração total dos instrumentos na cavidade sinusal (Figura 9.2b);
- colocação do implante (Figura 9.2c).

Uma perfuração da membrana sinusal exige:

- ou a suspensão da intervenção e uma espera de 4 a 6 semanas para permitir a cicatrização da membrana sinusal;
- ou a abordagem vestibular para realizar um enxerto sinusal (método de Caldwell-Luc).

A carga dos implantes é feita após um período de cicatrização óssea de 4 a 6 meses.

Preenchimento sinusal

É uma técnica de elevação do assoalho sinusal e de preenchimento [38] com osso autógeno (ilíaco, xenoenxertos, heteroenxertos, enxertos compostos).

- Instalação do implante no mesmo tempo operatório que o preenchimento sinusal:
  - uma altura óssea de 5 a 8 mm é necessária (Figura 9.3a);
  - um retalho de espessura total é elevado, formando uma janela vestibular;
  - a membrana sinusal é descolada com muita precaução. A janela é assentada no interior e imobilizada em uma posição horizontal: ela vai constituir o novo assoalho do seio. A cavidade assim obtida é preenchida com o material escolhido;
  - os implantes são instalados e o retalho é suturado (Figura 9.3b);
  - a carga dos implantes é feita após o período de cicatrização óssea (Figura 9.3c).
- Instalação diferida dos implantes: no caso de uma altura óssea subsinusal inferior a 5 mm, a instalação dos implantes é feita de 6 a 8 meses após o preenchimento sinusal (Figura 9.4).

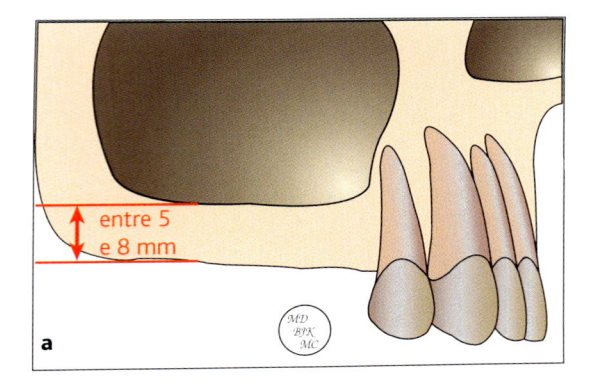

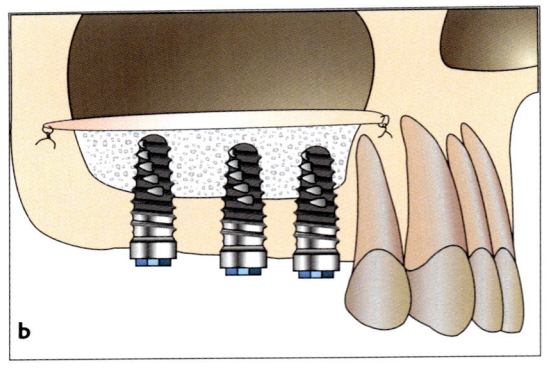

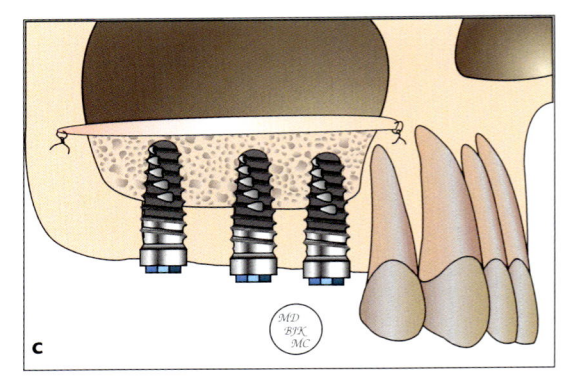

Figura 9.3 Preenchimento sinusal e implante imediato. **a.** Altura óssea alveolar subsinusal de 5 a 8 mm. **b.** Criação de um novo assoalho sinusal e enxerto ósseo de preenchimento. Instalação imediata dos implantes. **c.** Cicatrização óssea ao final de seis meses.

IMPLANTES EM ODONTOLOGIA 107

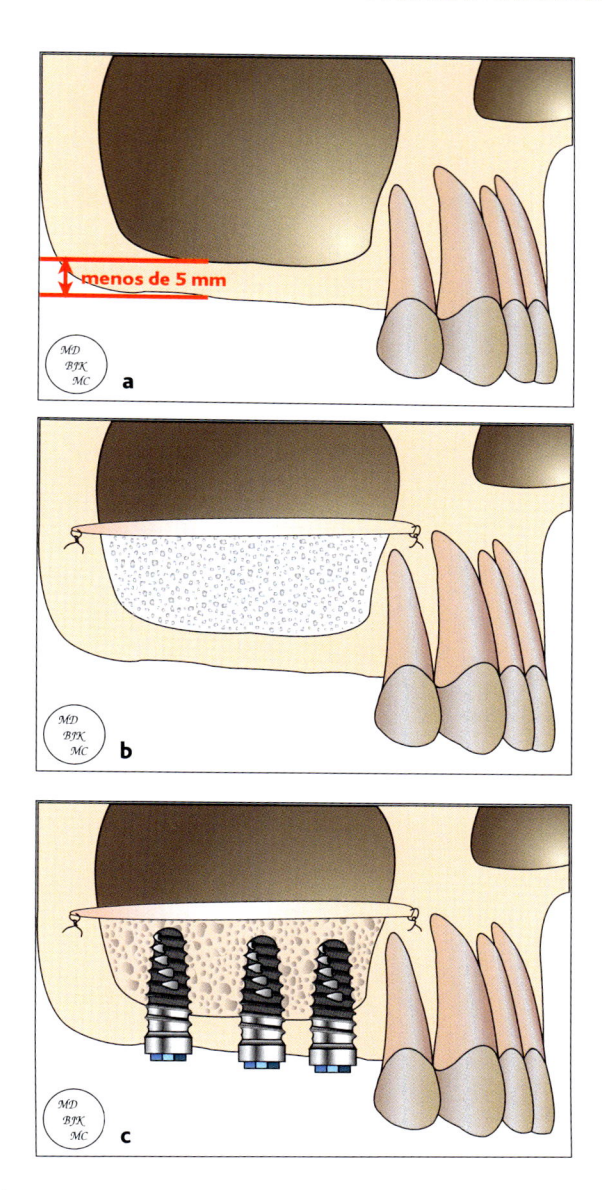

Figura 9.4 Preenchimento sinusal e implante diferido. **a.** Altura óssea alveolar subsinusal inferior a 5 mm. **b.** Criação de um novo assoalho sinusal e enxerto ósseo de preenchimento. **c.** Instalação dos implantes após seis meses de cicatrização óssea.

Implantes pterigomaxilares e na tuberosidade

Os implantes pterigomaxilares são colocados no nível do pilar pterigomaxilar e estabilizados em um osso cortical [39]. Eles são indicados na presença de um volume ósseo alveolar subsinusal reduzido associado a um volume ósseo pterigomaxilar suficiente para a colocação de implantes de comprimento superior ou igual a 13 mm.

Os implantes na tuberosidade são colocados no nível da tuberosidade (parte posterior da crista maxilar). A qualidade óssea nesse nível é freqüentemente de tipo IV. A utilização de implantes de superfície rugosa é indispensável. O risco biomecânico deve ser avaliado antes de se propor essa técnica. Um diagnóstico oclusal é necessário para que se tenha um prognóstico a longo prazo dos implantes. Além disso, a colocação de dois implantes mesiais ao seio maxilar evita a utilização de prótese fixa com pôntico longo (Figura 9.5).

Essas técnicas são delicadas devido a relações anatômicas estreitas com o canal palatino maior (artéria e nervo palatino posterior) e a fossa pterigopalatina (artéria maxilar).

Enxertos ósseos

Em presença de um volume ósseo insuficiente (altura e/ou espessura ósseas insuficientes), enxertos ósseos de aposição são indicados [40]. Sua realização não deve afetar de maneira desfavorável a relação implante/coroa clínica e o resultado estético. Eles consistem em uma aposição de enxertos ósseos:

– na vestibular: espessura insuficiente do local (Figura 9.6);
– sobre a crista: altura de crista insuficiente (Figura 9.7);
– sobre ambos: reabsorção óssea combinada.

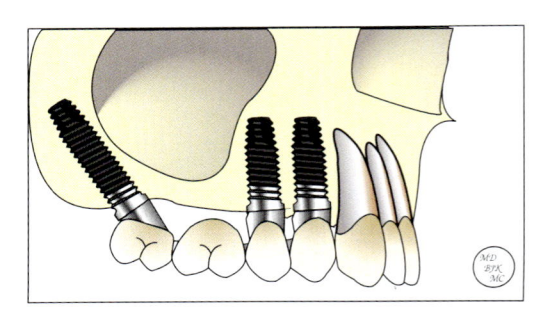

Figura 9.5 Implantes pterigomaxilares. Colocação de um implante pterigomaxilar no nível do maxilar posterior.

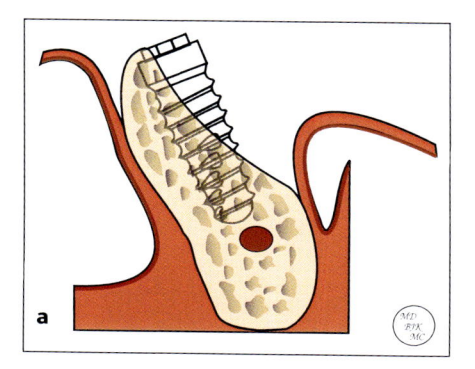

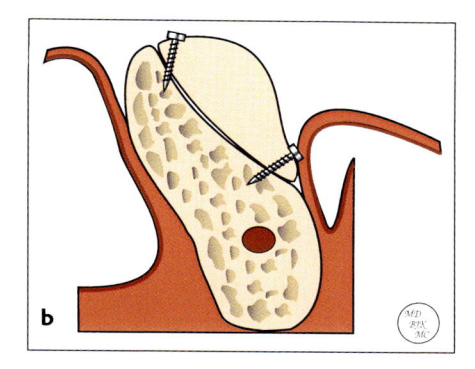

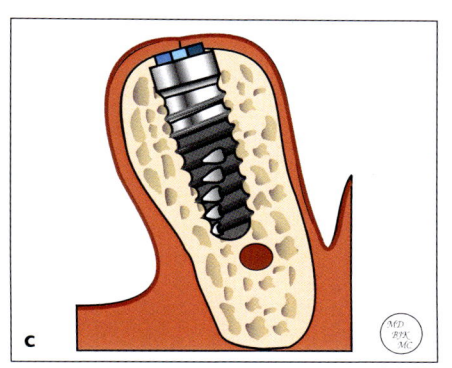

Figura 9.6 Enxerto ósseo vestibular. **a.** Crista alveolar muito delgada. A colocação de um implante não pode ser efetuada sem um enxerto ósseo. **b.** Colocação de um enxerto ósseo em vestibular estabilizado com parafusos de fixação. **c.** Colocação do implante após o período de cicatrização óssea.

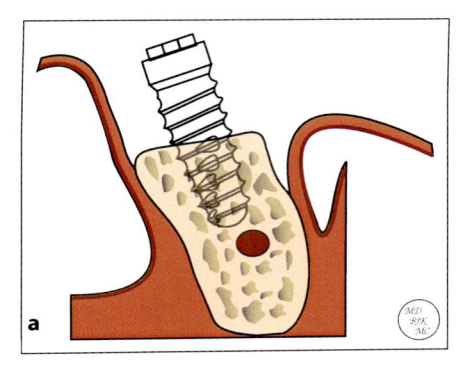

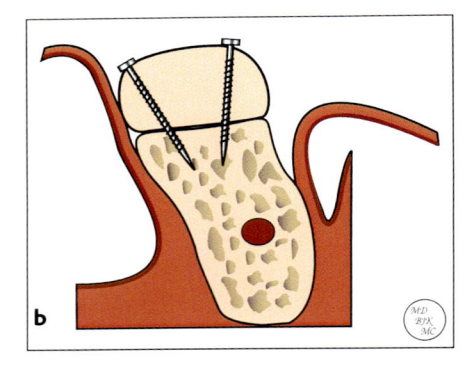

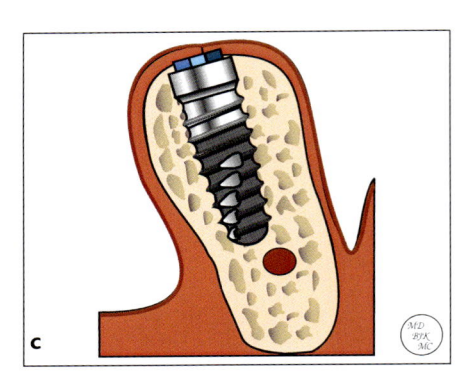

Figura 9.7 Enxerto ósseo coronário-apical. **a.** Altura óssea insuficiente para a colocação de um implante. **b.** Colocação de um enxerto horizontal, estabilizado por parafusos de fixação. **c.** Colocação do implante após o período de cicatrização óssea.

As áreas doadoras mais utilizados para esse tipo de enxerto são sínfise e ramo mandibular, crista ilíaca e calota craniana.

A colocação dos implantes pode ser efetuada no mesmo tempo cirúrgico ou após seis meses de cicatrização óssea.

O recobrimento primário do enxerto ósseo é fundamental, mas difícil de se obter. Algumas vezes, são necessários enxertos mucosos ou cutâneos.

Regeneração óssea guiada (ROG) (Figura 9.8)

Essa técnica consiste na compreensão da cinética de migração celular durante a cicatrização dos diferentes tecidos [41]. As células epiteliais migram mais rapidamente do que as células do tecido conjuntivo e do tecido ósseo. O conceito da regeneração óssea guiada é fundado na interposição de uma membrana que permite selecionar e guiar as células durante o período de cicatrização.

O defeito ósseo e/ou a superfície implantar são isolados mecanicamente (conceito de barreira submersa), impedindo a proliferação em seu interior das células epiteliais ou conjuntivas. Assim, o coágulo sangüíneo é estabilizado, e o local será preenchido por osso neoformado. O defeito ósseo pode ser preenchido por osso autógeno, alógeno ou por um material aloplástico (papel osseocondutor).

Parafusos de espaçamento são indicados, algumas vezes, para manter a posição correta da membrana em relação ao defeito. As membranas mais utilizadas são as não-reabsorvíveis em politetrafluoretileno expandido (PTFE-e). Elas podem ser reforçadas por titânio para não desmoronarem sobre o defeito. Sua utilização demanda uma segunda intervenção de retirada da membrana após 7 a 9 meses. As indicações dessa técnica são os defeitos ósseos de largura e altura inferiores a 3 a 4 mm (deiscências, fenestrações ou defeitos residuais periimplantares), o aumento localizado de crista alveolar e a extração e o implante imediato.

Uma exposição da membrana não-reabsorvível implica sua retirada, já que o resultado final com freqüência fica comprometido.

Transposição do nervo alveolar inferior

Essa técnica consiste em deslocar lateralmente o nervo alveolar inferior [42]. A colocação dos implantes dentários pode ser efetuada sem risco de lesão nesse nervo. Essa opção terapêutica, indicada em presença de um volume ósseo mandibular insuficiente, deve ser proposta em casos excepcionais, pois o risco de perda total ou parcial de sensibilidade é muito alto.

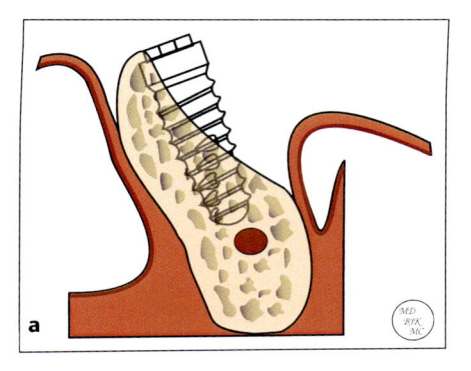

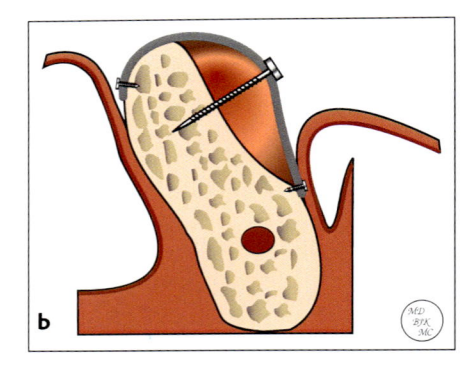

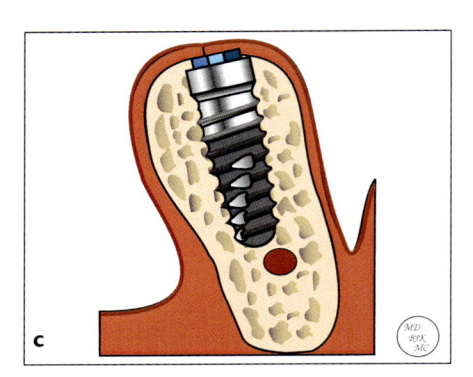

Figura 9.8 Regeneração óssea guiada (ROG). **a.** Crista alveolar delgada. **b.** Colocação de uma membrana não-reabsorvível, fixada com parafusos de fixação e parafusos de espaçamento. **c.** Colocação do implante após o período de neoformação óssea.

Técnica de expansão de crista

Trata-se de uma técnica indicada essencialmente para a maxila em presença de uma crista alveolar delgada (espessura de aproximadamente 4 mm). Ela consiste em uma separação das corticais ósseas externa e interna e na colocação do implante no mesmo tempo operatório, sem recorrer a técnicas de aumento do volume ósseo (para a colocação de um implante de pequeno diâmetro – 3,25 mm –, uma largura mínima de 4 a 5 mm é indispensável) [43].

A sutura deve assegurar um bom fechamento primário sem exercer tensão no nível das margens do retalho.

A colocação de uma membrana não-reabsorvível permite obter melhores resultados. Em contrapartida, uma exposição prematura dessa membrana pode comprometer o resultado final.

Distração óssea

Esse método consiste na separação progressiva (1 mm por dia) de dois fragmentos ósseos. Ele é realizado com um aparelho distrator. O osso neoformado se interpõe entre os dois fragmentos seccionados previamente e deslocados com uma tensão regular [44].

Essa técnica é indicada em presença de um volume ósseo coronário-apical insuficiente para a colocação de implantes dentários sobretudo na região anterior (facilidade de acesso, aparelho menos incômodo). Uma largura óssea suficiente é necessária, pois a distração é feita em uma única direção. A técnica cirúrgica se inicia com a separação dos dois fragmentos ósseos (Figura 9.9a, b). O distrator é fixado (Figura 9.9c) e a distração é iniciada após um período de latência (de 5 a 8 dias, a fim de esperar a redução dos fenômenos inflamatórios). A velocidade de distração é, em média, de 1 mm por dia.

A retirada do aparelho de distração deve ser feita após um período de consolidação (de 6 e 8 semanas) (Figura 9.9c). A colocação dos implantes pode, então, ser efetuada (Figura 9.9d).

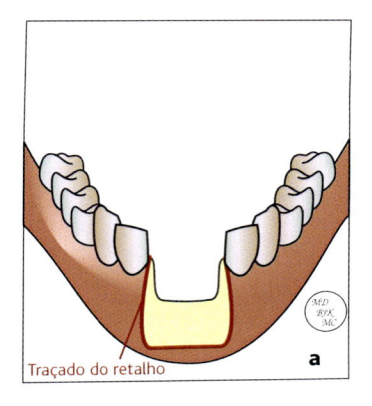

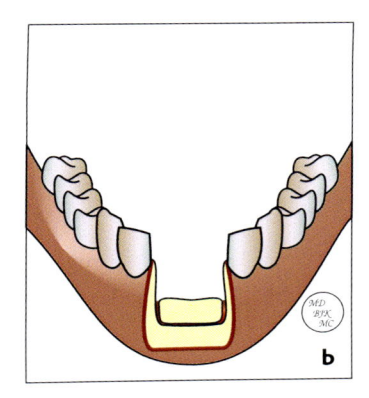

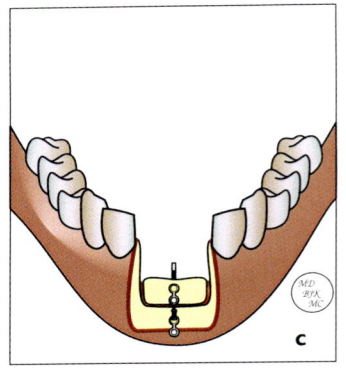

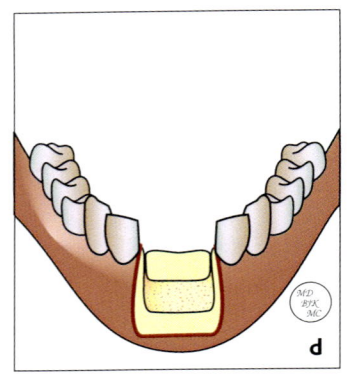

Figura 9.9 Distração óssea.
a. Perda de substância vertical no nível da região 42 a 32.
b. O fragmento ósseo é seccionado.
c. Colocação do distrator (a distração começa após um período de latência de 5 a 8 dias).
d. O osso neoformado se interpõe entre os dois fragmentos seccionados previamente. A colocação dos implantes é feita após o período de consolidação (6 a 8 semanas).

Extração e implante imediato: protocolo de colocação de um implante imediatamente após a extração do dente (mesmo tempo operatório) que permite:
- limitação da reabsorção alveolar pós-extração;
- diminuição da duração do tratamento;
- utilização do eixo dentário para o posicionamento do implante;
- boa aceitação psicológica pelo paciente.

Técnica do osteótomo:
- técnica não-invasiva de elevação do assoalho do seio maxilar obtida após uma preparação progressiva do local do implante (com osteótomos), com acréscimo de material de preenchimento ou de osso autógeno;
- indicada em presença de uma altura óssea subsinusal de 5 a 6 mm, associada a um osso de pouca densidade;
- a carga dos implantes é feita após um período de cicatrização óssea de 4 a 6 meses após a intervenção.

Preenchimento sinusal:
- técnica de elevação do assoalho sinusal e preenchimento com osso autógeno (sínfise e ramo mandibular, crista ilíaca e calota craniana) ou não-autógeno (aloenxertos, xenoenxertos, heteroenxertos, enxertos compostos);
- a colocação do implante pode ser realizada no mesmo tempo operatório que o preenchimento sinusal (uma altura óssea do seio maxilar de 5 a 8 mm é necessária) ou 6 a 8 meses após o preenchimento sinusal (altura óssea do seio maxilar inferior a 5 mm).

Implantes pterigomaxilares e na tuberosidade – técnicas mais complicadas devido a relações anatômicas estreitas com o canal palatino maior (artéria e nervo palatino posterior) e a fossa pterigopalatina (artéria maxilar):
- os implantes pterigomaxilares, colocados no nível do pilar ósseo pterigomaxilar, são indicados em presença de um volume ósseo do seio maxilar reduzido, associado a um volume ósseo pterigomaxilar suficiente para a colocação de implantes de comprimento superior ou igual a 13 mm;
- os implantes na tuberosidade, colocados no nível da tuberosidade (parte posterior da crista maxilar): a utilização de implantes de superfície rugosa é indispensável (a qualidade óssea nesse nível é freqüentemente de tipo IV).

Enxertos ósseos:
- indicados em presença de um volume ósseo insuficiente (altura e/ou espessura ósseas insuficientes) para a colocação de implantes dentários;
- consistem em uma aposição de enxertos ósseos na vestibular (espessura insuficiente do local) ou sobre a crista (altura de crista insuficiente) ou em ambos (reabsorção óssea combinada);
- as áreas doadoras mais utilizadas para esse tipo de enxerto são sínfise e ramo mandibular, crista ilíaca e calota craniana;
- a colocação dos implantes pode ser efetuada no mesmo tempo cirúrgico ou após seis meses de cicatrização óssea.

Regeneração óssea guiada (ROG). O defeito ósseo e/ou a superfície do implante são isolados mecanicamente (conceito de barreira submersa) com uma membrana não-reabsorvível de politetrafluoretileno expandido (PTFE-e). Sua utilização demanda uma segunda intervenção de retirada da membrana 7 a 9 meses depois. O defeito ósseo pode ser preenchido por osso autógeno, alógeno ou por material aloplástico. As indicações da ROG são:
- defeitos ósseos de largura e altura inferiores a 3 a 4 mm (deiscências, fenestrações ou defeitos residuais periimplantares);
- aumento localizado de crista alveolar;
- extração e implante imediato.

Transposição do nervo dentário:
- indicada em presença de um volume ósseo mandibular insuficiente;
- consiste em deslocar lateralmente o nervo dentário inferior durante a colocação de implantes dentários;
- deve ser proposta em casos excepcionais, pois o risco de perda total ou parcial de sensibilidade é muito alto.

Técnica de expansão de crista:
- indicada essencialmente para o maxilar em presença de uma crista alveolar delgada (espessura de aproximadamente 4 mm);
- consiste em uma separação das corticais ósseas externa e interna e na colocação do implante no mesmo tempo operatório, sem recorrer a técnicas de aumento do volume ósseo (para a colocação de um implante de pequeno diâmetro – 3,25 mm –, uma largura mínima de 4 a 5 mm é indispensável).

Distração óssea: indicada em presença de um volume ósseo coronário-apical insuficiente para a colocação de implantes dentários (sobretudo na região anterior: facilidade de acesso, aparelho menos incômodo).

Uma largura óssea suficiente é requerida, pois a distração é feita em uma única direção.

Técnica cirúrgica:
- os dois fragmentos ósseos são separados;
- o distrator é fixado;
- a distração começa após um período de latência (de 5 a 8 dias, a fim de esperar a diminuição de fenômenos inflamatórios); a velocidade de distração é de 1 mm por dia, em média;
- a retirada do aparelho de distração deve ser feita após um período de consolidação (de 6 a 8 semanas);
- a colocação dos implantes pode, então, ser efetuada.

Manutenção em implantodontia

A manutenção é determinante para o sucesso a longo prazo da osseointegração. Ela deve ser garantida tanto pelo cirurgião quanto pelo paciente. Seu objetivo é preservar a saúde dos tecidos periimplantares, evitando as complicações ou os fracassos secundários.

Os tecidos periimplantares (ossos e mucosa) podem desenvolver patologias em relação com uma flora bacteriana bucal patogênica e/ou forças oclusais excessivas. Uma higiene bucal e/ou uma manutenção insuficientes podem causar uma periimplantite [4].

Manutenção individual ou higiene bucal do paciente

A motivação do paciente é indispensável para se obter a sua cooperação. O cirurgião deve ensinar a cada paciente a utilização correta dos instrumentos de escovação para que a eliminação cotidiana da placa bacteriana seja eficaz.

MANUTENÇÃO PÓS-CIRÚRGICA

Até a retirada dos pontos, o paciente deve fazer bochechos. Após, ele pode escovar os pilares implantares e a mucosa periimplantar com uma escova pós-cirúrgica bem macia por 1 a 2 semanas e, em seguida, retomar a escovação normal.

MANUTENÇÃO A LONGO PRAZO

O paciente deve realizar a escovação normal (Figura 10.1).

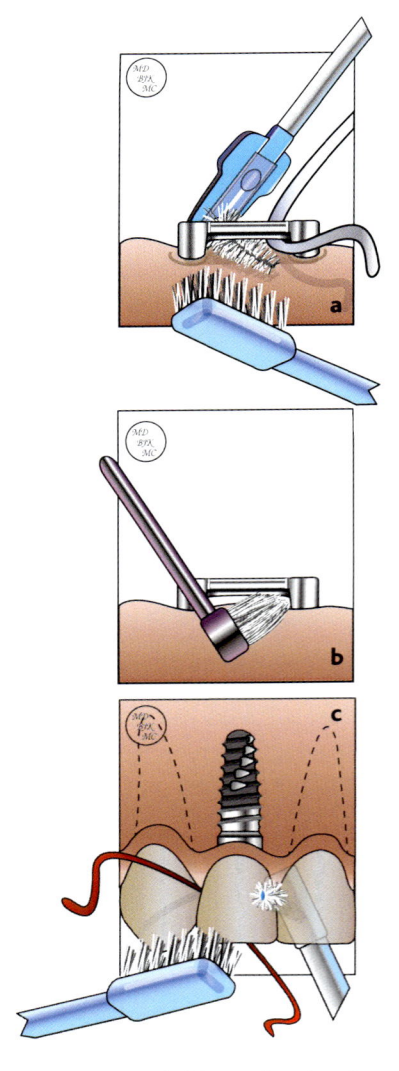

Figura 10.1 Instrumentos de higiene bucal. **a.** Escova dental, escova interdental e fita larga para eliminar a placa em torno dos elementos protéticos. **b.** Escova monotufo no caso de uma barra de união. **c.** Escova dental, fio dental e escova interdental para eliminar a placa em torno de uma prótese fixa implanto-suportada.

IMPLANTES EM ODONTOLOGIA   121

A prótese e a área de junção implante/mucosa devem ser mantidas com o auxílio de:

- uma escova dental (manual ou elétrica);
- fio dental (trançado, reforçado, fino ou espesso);
- escovas adaptadas sem cabo metálico;
- pastas dentais pouco abrasivas, sem fluoretos ácidos.

O uso de anti-sépticos (clorexidina) por curtos períodos pode constituir um complemento à escovação em presença de sinais de inflamação.

Manutenção profissional

MANUTENÇÃO PÓS-CIRÚRGICA

- Deve prevenir o acúmulo de placa em torno dos parafusos de cobertura ou dos pilares de cicatrização durante o período de cicatrização tecidual.

MANUTENÇÃO A LONGO PRAZO

Freqüência das consultas de manutenção a longo prazo:

- no primeiro ano, recomenda-se visita trimestral;
- nos anos seguintes, a freqüência das consultas de manutenção, compreendida entre 3 e 6 meses, depende da saúde periimplantar e periodontal, da eficácia do controle de placa do paciente e do tipo de restauração protética (localização, angulação e proximidade dos pilares protéticos) [45].

A manutenção a longo prazo inicia após a colocação das restaurações protéticas e comporta:

- exame clínico;
- exame radiográfico;
- controle da eficácia da higiene do paciente;
- eliminação dos depósitos de placa e de tártaro;
- controle bacteriológico, se necessário.

■ Exame clínico

Consiste em:

- apreciar o aspecto da mucosa: inflamação, consistência, volume, contorno [46];
- controlar o índice de placa e a quantidade de tártaro;

- medir a profundidade das bolsas em torno dos implantes, com sondas de plástico, sem alterar o ligamento tecidos moles/implante. Qualquer aprofundamento do sulco periimplantar ao longo do tempo poderia ser um indicador de atividade de doença periimplantar;
- procurar sangramento e/ou supuração na sondagem;
- controlar a adaptação e procurar uma eventual mobilidade dos elementos protéticos (pilar, supra-estrutura);
- controlar a oclusão;
- fabricar uma placa para ser utilizada durante a noite, no caso dos pacientes que apresentam parafunções.

■ Exame radiográfico

Os exames radiográficos são recomendados:
- durante o primeiro ano:
  - após a colocação dos pilares protéticos,
  - após a instalação da prótese implanto-suportada,
  - aos seis meses;
- após o primeiro ano de funcionamento: em média, uma vez por ano (ou a cada dois anos).

A comparação das radiografias permite controlar o nível ósseo periimplantar. Uma perda óssea de 1 a 1,5 mm no primeiro ano de carga e de 0,1 a 0,2 mm nos anos seguintes é considerada normal.

■ Controle bacteriológico

Um levantamento de amostra bacteriana é indicado, algumas vezes, diante de uma perda óssea marginal anormal. Para determinar a origem infecciosa de uma patologia periimplantar, é necessário um diagnóstico etiológico. A eficácia do tratamento antibacteriano associado a uma terapêutica mecânica local será verificada por um novo levantamento, realizado dois ou três meses mais tarde [6].

■ Controle da higiene do paciente

É indispensável verificar a eficácia do controle de placa realizado pelo paciente. Inúmeras complicações e até fracassos implantares estão associados a uma escovação inadequada.

O cirurgião deve reforçar suas instruções de escovação.

Eliminação dos depósitos de placa e de tártaro

As superfícies implantares não devem ser alteradas pelos removedores de cálculo. Os instrumentos tradicionais de ultra-som e as curetas manuais em titânio ou em aço devem ser evitados (eles alteram muito a superfície implantar e facilitam a retenção secundária de placa):

- a remoção de cálculo periimplantar deve ser essencialmente supragengival;
- a remoção de cálculo subgengival será realizada em presença de patologia;
- as curetas de plástico e os removedores de cálculo ultra-sônicos com ponta de plástico são recomendados. Curetas com uma parte ativa recoberta de uma liga de ouro podem ser empregadas;
- o polimento é realizado com taças de borracha e uma pasta pouco abrasiva;
- o jateamento pode ser utilizado com moderação e sempre supragengivalmente;
- as irrigações subgengivais (clorexidina) são indicadas sobretudo em presença de fenômenos inflamatórios.

A manutenção constitui uma fase indispensável do tratamento implantar. Ela permite preservar um ambiente implantar sadio para conservar a osseointegração dos implantes a longo prazo.

Manutenção individual:
- manutenção pós-cirúrgica: até a retirada dos pontos, o paciente deve fazer bochechos; após, ele pode escovar os pilares implantares e a mucosa periimplantar com uma escova bem macia (pós-cirúrgica) durante 1 a 2 semanas e, então, retomar a escovação normal;
- manutenção a longo prazo por meio de escovação normal: escova dental (manual ou elétrica), fio dental (trançado, Superfloss®), escovas adaptadas sem cabo metálico, pastas dentais pouco abrasivas, sem fluoretos ácidos. Uso de anti-sépticos (clorexidina) durante breves períodos em presença de sinais de inflamação.

Manutenção profissional:
- manutenção pós-cirúrgica: previne o acúmulo de placa em torno dos parafusos de cobertura ou dos pilares de cicatrização;
- manutenção a longo prazo: a freqüência das consultas deve ser trimestral no primeiro ano; nos anos seguintes, entre 3 e 6 meses, no máximo.

A manutenção a longo prazo comporta:
- exame clínico;
- exame radiográfico;

- levantamento de amostra bacteriana, algumas vezes indicado diante de uma perda óssea marginal anormal;
- controle da higiene do paciente;
- avaliação da qualidade de manutenção individual e eventual remotivação do paciente;
- eliminação dos depósitos de tártaro e de placa.

Complicações e fracassos

A implantodontia oral é uma disciplina que apresenta grande confiabilidade. Como todas as terapêuticas, os tratamentos implantares apresentam riscos de complicações e de fracassos.

É importante distinguir os diferentes tipos de fracassos.

– **Fracassos implantares:** colocam em perigo a viabilidade do implante. Um fracasso implantar pode ter diferentes conseqüências. Se um novo implante pode ser colocado no lugar do primeiro, o plano de tratamento será adiado, mas não modificado; já a perda de um implante impedindo a colocação de um novo implante, ao contrário, pode pôr em risco todo o plano de tratamento.

– **Fracassos protéticos:** colocam em perigo apenas a reconstrução protética. Podem acarretar perda da osseointegração do implante, que precisa ser retirado. Nesse caso, todo o tratamento deve ser modificado.

– **Fracassos terapêuticos:** são fracassos de concepção do projeto cirúrgico e protético. Há impossibilidade de realizar a opção protética proposta ao paciente e será preciso reavaliar o plano de tratamento.

É importante, também, conhecer os diferentes tipos de critérios de sucesso.

– **Critérios de sucesso implantar:** um implante é considerado um sucesso [7] quando apresenta:
• ausência de mobilidade após retirada da prótese;
• ausência de imagem radiolúcida periimplantar;
• estabilidade do nível ósseo periimplantar;
• ausência de dor, de infecção, de distúrbios sensitivos ou sensoriais.

Também é necessário avaliar se um implante é ou não utilizável no nível protético. Um implante perfeitamente integrado, mas malposicionado, que não se encaixa no projeto protético, é um fracasso implantar.

- **Critérios de sucesso protético:**
  - ausência de fratura, de fissura, de desaparafusamento ou de outras complicações que não podem ser solucionadas dos componentes protéticos;
  - perfeita integração da prótese (fonética, estética e funcional);
  - qualidade da higiene e da manutenção.

- **Critérios de sucesso terapêutico:** são definidos como a associação dos critérios de sucesso implantar e protético. Todo implante que não responda aos critérios de sucesso cirúrgico e protético é considerado um fracasso. É importante, entretanto, diferenciar dois tipos de fracassos:
  - o fracasso primário, que se produz antes da carga dos implantes: é, portanto, um fracasso cirúrgico;
  - o fracasso secundário, que intervém após a carga dos implantes: é simultaneamente um fracasso cirúrgico e protético.

Toda colocação de implantes dentários deve ser precedida de uma análise minuciosa dos fatores gerais e locais que podem ser responsáveis por complicações e/ou fracassos. Para isso, é essencial realizar anamnese rigorosa, exame clínico do paciente, assim como estudo implantar e exame radiográfico preciso.

Complicações cirúrgicas

Uma complicação é um fenômeno temporário e reversível [47].

COMPLICAÇÕES VASCULARES

Pode ocorrer uma hemorragia durante:
- a realização da incisão (muito deslocada para vestibular);
- a preparação do local do implante.

A secção das artérias sublingual e submentual ou de um de seus ramos pode produzir uma hemorragia transoperatória ou pós-operatória imediata. É uma emergência médica, pois pode provocar dificuldades respiratórias (inchaço do assoalho da boca, o qual acarreta uma projeção da língua para trás). A artéria lesada deve ser coagulada sob anestesia geral em meio hospitalar.

Para prevenir essa complicação, é preciso:
- conhecer bem a anatomia da região, a fim de não causar lesões:
  - na mandíbula, nas artérias sublingual, milo-hióidea e dentária inferior,
  - na maxila nas artérias palatina anterior, dentária média e palatina descendente;
- utilizar uma técnica operatória atraumática;

- manter as incisões em tecido queratinizado;
- realizar um retalho amplo, a fim de visualizar e proteger as zonas de risco;
- pesquisar os eventuais distúrbios da crase sangüínea.

COMPLICAÇÕES INFLAMATÓRIAS, HEMATOMAS E EQUIMOSES

A manipulação cuidadosa dos tecidos e a aplicação de uma bolsa de gelo sobre a zona operada durante 10 a 12 horas no pós-operatório reduzem essas complicações. Essas complicações se resolvem na semana seguinte à intervenção, e o prejuízo é principalmente estético.

COMPLICAÇÕES NERVOSAS

O risco de lesão dos nervos deve ser considerado:

- nervo alveolar inferior: uma zona de segurança de 2 mm acima do canal alveolar inferior deve ser respeitada. Se for constatada uma lesão, o posicionamento do implante deve ser corrigido;
- nervo lingual: durante uma elevação traumática dos tecidos moles, no nível da cortical interna na região mandibular.

COMPLICAÇÕES DOLOROSAS

As dores podem resultar de:

- traumatismo ósseo excessivo durante a preparação do local do implante [48];
- manipulação agressiva dos tecidos moles (necrose tecidual, reabertura do local operatório);
- lesão dos dentes adjacentes (perfuração radicular, atingindo ou não a vitalidade pulpar) (Figura 11.1);
- lesão parcial ou total de um nervo (alveolar inferior, lingual).

COMPLICAÇÕES TÉCNICAS

Podem estar relacionadas:
- **ao material utilizado**:
    - fratura dos instrumentos utilizados, essencialmente de pequeno calibre;
    - deglutição de um instrumento ou do implante. Isso pode ser evitado, mantendo em segurança os instrumentos (prendendo-os por um fio aos dentes remanescentes ou fora da boca), ou mantendo uma compressa no interior da boca durante a manipulação dos instrumentos de pequeno diâmetro. Em caso

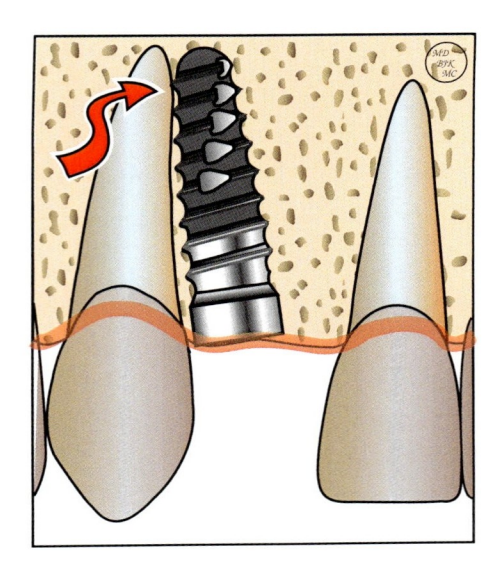

Figura 11.1 Um mau posicionamento do implante pode produzir lesão no dente adjacente.

de deglutição de um instrumento, controles radiográficos devem ser realizados até a expulsão do objeto.
• inalação de um instrumento ou do implante: requer as mesmas medidas de prevenção que as indicadas acima. Entretanto, caso aconteça, é uma situação de emergência médica, e o paciente deve ser levado a um **serviço cirúrgico especializado**;

– **ao volume ósseo**: fenestrações ou deiscências podem ocorrer em presença de um volume ósseo insuficiente. Esse risco pode ser minimizado por meio de:
  • análise minuciosa dos cortes tomográficos,
  • escolha adaptada da morfologia do implante (implante radicular ou implante de plataforma larga);

– **à estabilidade primária do implante** [49]: um implante instável deve ser retirado e substituído, se possível, por um implante de maior diâmetro e/ou maior comprimento. Uma fraca estabilidade primária pode ocorrer:
  • em um osso de pouca densidade,
  • após uma preparação inapropriada do local do implante.

COMPLICAÇÕES INFECCIOSAS

Podem ser causadas por:

- contaminação externa (falta de assepsia);
- infecção prévia do local do implante (quisto, granulomas, lesões endodônticas ou periodontais);
- esquecimento da retirada, ao tempo certo, dos fios de sutura.

Podem ser prevenidas com:

- preparações periodontais prévias à intervenção;
- bochechos anti-sépticos no pré-operatório;
- respeito rigoroso ao protocolo cirúrgico;
- uma cobertura antibiótica sistemática.

COMPLICAÇÕES SINUSAIS

Aparecem durante o rompimento da membrana sinusal com ou sem penetração intra-sinusal dos materiais (técnica do osteótomo modificado e preenchimento sinusal).

As complicações sinusais que podem ocorrer são dores, sinusites, hemorragias, fístulas ou comunicações bucossinusais.

A prevenção requer análise atenta do volume ósseo disponível, assepsia rigorosa durante o ato cirúrgico e exame otorrinolaringológico, a fim de afastar qualquer patologia sinusal prévia à intervenção. Se uma patologia sinusal estiver presente, deve ser resolvida por um otorrinolaringologista.

COMPLICAÇÕES MUCOSAS

São representadas:

- pela exposição do parafuso de cobertura durante a técnica em dois tempos. Têm como etiologia tecidos moles finos, fechamento inapropriado do local operatório, submersão insuficiente do implante, excessiva reabsorção óssea da crista. Essa exposição não tem nenhuma incidência, salvo se o paciente usar uma prótese removível. Toda compressão excessiva dos tecidos moles por próteses fixas ou removíveis deve ser evitada;
- pelo abscesso gengival, freqüentemente resultado de um desaparafusamento do pilar de cicatrização ou do parafuso de cobertura. O espaço existente entre esses parafusos e o implante favorece o aparecimento de um abscesso que pode comprometer a osseointegração do implante. Um controle radiográfico permite a prevenção dessa complicação.

COMPLICAÇÕES LIGADAS AO CIRURGIÃO

O índice de sucesso dos implantes colocados por um cirurgião com experiência é estatisticamente diverso daquele de um principiante. Os estudos mostram um número duas vezes maior de fracassos durante a colocação dos implantes no caso do cirurgião inexperiente (noção de curva de aprendizagem).

Complicações protéticas

COMPLICAÇÕES MECÂNICAS

Representam a causa mais freqüente de fracassos secundários [50]. Devem-se a uma sobrecarga oclusal. O risco aumenta nos pacientes com bruxismo e naqueles que usam próteses implanto-suportadas maxilares e mandibulares (provavelmente devido a uma ausência de propriocepção = ausência de ligamento periodontal).

Certas complicações mecânicas podem se manifestar, como:
– perda da osseointegração: imagem radiolúcida periimplantar associada, mobilidade e dores. O implante deve ser retirado;
– fratura do implante: é um fracasso difícil de se administrar, pois o implante deve ser retirado, e a prótese, refeita. Para evitar esse tipo de complicação, é importante colocar um número suficiente de implantes, se necessário, de maior diâmetro.

COMPLICAÇÕES DOS COMPONENTES PROTÉTICOS

Em geral, trata-se de desaparafusamento e/ou de fratura dos diferentes componentes protéticos.

Para prevenir essas complicações, é preciso:
– realizar uma infra-estrutura protética passiva;
– fazer um esquema oclusal, um desenho protético adaptado a cada caso clínico;
– evitar os cantiléveres ou fazer cantiléveres curtos.

COMPLICAÇÕES E FRACASSOS BIOLÓGICOS (PERIIMPLANTITES)

Trata-se de uma inflamação dos tecidos periimplantares devido a uma contaminação bacteriana. A periimplantite "verdadeira" é muito rara. Na maioria das vezes, é um estado de superfície implantar que se degrada com o tempo, acarretando perda da osseointegração.

COMPLICAÇÕES E FRACASSOS ESTÉTICOS (Figuras 11.2 E 11.3)

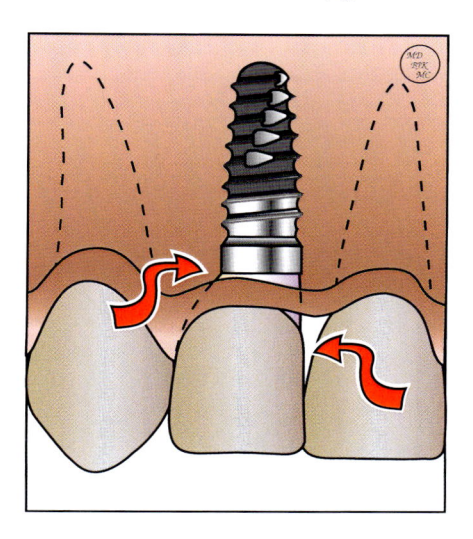

Figura 11.2   A desconsideração de uma distância mínima de 1,5 mm entre o implante e o dente produz perda da papila dentária.

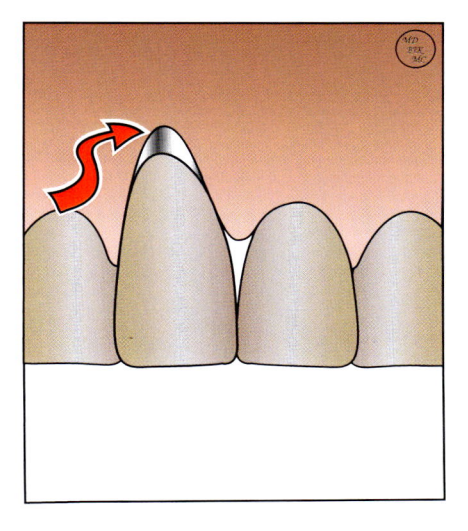

Figura 11.3   Um implante submerso demais ou um ponto de emergência implantar deslocado apicalmente exige um compromisso estético: "coroa longa".

São representados pelos dentes "longos", pela ausência de papilas, pelo posicionamento defeituoso de um implante no nível de uma ameia.

A utilização de um guia cirúrgico é indispensável para o posicionamento ideal tridimensional de um implante, sobretudo em zonas estéticas. Para favorecer a formação das papilas, a distância interimplantar de 3 mm deve ser respeitada [22].

O paciente deve ser informado, antes do início do tratamento, de todos esses aspectos. Algumas vezes, a perda ou a ausência de uma papila interdental pode ser sentida como um fracasso se o paciente não tiver sido prevenido.

COMPLICAÇÕES E FRACASSOS FUNCIONAIS

■ Distúrbios da fonação

Esses distúrbios ocorrem sobretudo na maxila para as próteses fixas implanto-suportadas. A pronunciação de certas letras (S e T, particularmente) é muito difícil. Um período de adaptação fonética de três meses em geral é suficiente. Se, após esse período, os distúrbios persistirem, uma modificação protética é necessária (melhor adaptação da estrutura protética ao palato e colocação de uma gengiva artificial).

■ Posição lingual

Os pacientes podem sentir um desconforto passageiro durante a colocação das próteses após um edentulismo de longa duração não-compensado.

■ Retenção alimentar

O acesso à escovação pode ser limitado por certas próteses. A gengiva artificial e/ou a proximidade em excesso entre os implantes tornam difícil um controle eficaz de placa.

Tabela 11.1 Complicações Durante o Ato Cirúrgico

Tipo	Etiologia	Prevenção	Tratamento
Infecciosas	• Contaminação externa	• Protocolo operatório rigoroso	• Cobertura antibiótica sistemática
	• Infecção prévia do local do implante	• Preparação periodontal, curetagem rigorosa das lesões infecciosas	• Utilização de antissépticos (bochechos)
	• Esquecimento da retirada de fios de sutura	• Fios de sutura reabsorvíveis (verificar o número dos fios)	• Retirada dos fios esquecidos
	• Exposição da membrana não-reabsorvível	• Bom fechamento do local	• Retirada da membrana
Sinusais: dores, sinusites, hemorragias, fístulas ou comunicações bucossinusais	• Rompimento da membrana sinusal • Infecção sinusa preexistente	• Análise das imagens tomográficas • Protocolo operatório rigoroso • Exame otorrinolaringológico prévio	• Tratamento otorrinolaringológico adaptado
Mucosas • Exposição do parafuso de cobertura • Abscesso gengival	• Tecidos moles finos • Fechamento inapropriado do local operatório • Compressão excessiva pela prótese fixa ou removível	• Bom fechamento do local operatório • Evitar qualquer compressão excessiva pela prótese	• Antibióticos, antissépticos orais
	• Desaparafusamento do pilar de cicatrização ou do parafuso de cobertura	• Controle radiográfico	• Reposicionamento do parafuso e controle radiológico
Ligadas ao cirurgião	• Falta de experiência	• Formação	
Hemorrágicas	• Incisão	• Bom conhecimento de anatomia	• Se lesão arterial: hemostasia local
	• Preparação do local do implante	• Técnica apropriada	• Se artéria mais importante: EMERGÊNCIA; algumas vezes, necessidade de hemostasia sob anestesia geral
	• Distúrbios da crase sangüínea	• Questionário médico adaptado	
Inflamatórias, hematomas e equimoses	• Manipulação agressiva dos tecidos	• Manipulação delicada dos tecidos • Aplicação de uma bolsa de gelo na zona operada	• Acompanhar a resolução dos fenômenos • Se necessário: tratamento antiinflamatório

Tipo	Etiologia	Prevenção	Tratamento
Nervosas Nervo alveolar inferior Nervo lingual	• Má apreciação do volume ósseo • Erros operatórios	• Conhecimento da anatomia da região • Análise e controle da tomografia • Respeito a uma zona de segurança de 2 mm em relação ao nervo alveolar inferior	• Retirar ou reposicionar o implante o mais rápido possível para evitar a compressão nervosa
Dolorosas	• Traumatismo ósseo excessivo	• Irrigação das brocas utilizadas	• Tratamento antiinflamatório ou analgésico
	• Manipulação agressiva dos tecidos	• Manipulação cuidadosa dos tecidos	
	• Lesão dos dentes adjacentes	• Análise das imagens tomográficas • Utilização do guia cirúrgico • Aplicação de uma bolsa de gelo na zona operada	• Tratamento endodôntico
	• Lesão parcial ou total de um nervo		• Retirada ou reposicionamento do implante o mais rápido possível para evitar a compressão nervosa
Técnicas	• Ligadas ao material utilizado: fratura	• Velocidade de perfuração adaptada, instrumentos não-desgastados	• Retirada do instrumento fraturado
	• Deglutição	• Cuidado com os instrumentos	• Controle até a eliminação
	• Inalação de um instrumento ou do implante		• EMERGÊNCIA: serviço cirúrgico especializado
	• Ligadas ao volume ósseo: fenestrações ou deiscências (volume ósseo insuficiente)	• Análise dos cortes tomográficos • Escolha adaptada da morfologia do implante • Técnica cirúrgica apropriada	• Regeneração óssea (ROG) do defeito ou retirada do implante se o defeito for muito significativo
	• Ligadas à má estabilidade primária do implante: osso de pouca densidade ou preparação inapropriada do local	• Análise das imagens tomográficas • Protocolo operatório rigoroso • Escolha adaptada da morfologia do implante	• Retirada e substituição do implante por um de maior diâmetro e/ou comprimento

Tabela 11.2 Complicações Protéticas

Tipo	Etiologia	Prevenção	Tratamento
Mecânicas • Perda da osseointegração • Fratura do implante • Desaparafusamento e/ou fratura dos componentes protéticos	• Sobrecarga oclusal • Bruxismo • Defeito da cerâmica ou de moldagem do metal	• Controle rigoroso da oclusão • Utilização de placas de proteção • Utilização de implantes de maior diâmetro • Aumento do número de implantes • Distribuição adequada dos implantes • Infra-estrutura protética passiva • Esquema oclusal adaptado • Desenho protético adaptado • Evitar as extensões ou reduzir seu alcance	• Regulagem da oclusão • Aumento do número de implantes • Polimento da linha de fratura cerâmica • Substituição da cerâmica fraturada • Substituição dos componentes ou retirada do implante
Biológicas (periimplantites)	• Contaminação bacteriana • Retenção alimentar	• Manutenção regular • Bom controle de placa • Estado de superfície adaptado • Protocolo operatório rigoroso	• Limpeza da superfície contaminada • Retirada do implante
Estéticas	• Posicionamento defeituoso do implante • Má adaptação dos tecidos moles • Prótese inadaptada	• Utilização do guia cirúrgico • Boa avaliação dos tecidos moles • Posicionamento tridimensional adequado do implante	• Compromisso protético: gengiva artificial, sobrecontorno, pilares angulados
Funcionais Distúrbios da fonação	• Posicionamento incorreto dos dentes do setor anterior • Ameias inadaptadas • Utilização inapropriada de uma prótese fixa com extensão distal • Infra-estrutura protética muito volumosa	• Respeito às referências validadas durante a temporização	• Espera do período de adaptação fonética • Colocação de gengiva artificial • Modificação protética (se necessária) • Reavaliação dos implantes e da prótese

Tipo	Etiologia	Prevenção	Tratamento
Desconforto lingual	• Desconsideração do espaço lingual fisiológico • Edentulismo antigo não-compensado	• Boa avaliação do espaço lingual fisiológico	• Espera do período de adaptação fonética • Reavaliação dos implantes e da prótese
Retenção alimentar	• Desconsideração das ameias e dos pontos de contato	• Respeito às ameias e aos pontos de contato • Respeito às regras de escolha e do posicionamento dos implantes	• Espera do período de adaptação fonética • Colocação de gengiva artificial • Modificação protética (se necessária) • Reavaliação dos implantes e da prótese

Bibliografia

[1] Couly G. **Anatomie descriptive du squelette facial fixe.** Encycl Med Chir Paris, Stomatologie, (6), 1978. 4.3.06 22001-B05.
[2] Gaudy JF. **Anatomie clinique.** Paris : Éditions CdP, 2003.
[3] Couly G. **Le squelette facial mobile.** Encycl Med Chir Paris, Stomatologie, (11), 1978. 4.3.11 22001-B10.
[4] Davarpanah M, Martinez H, Kebir M, Tecucianu JF. **Manuel d'implantologie clinique.** Paris : Éditions CdP, 1999.
[5] Lekholm U, Zarb GA. **Patient selection and preparation.** In : Brånemark PI, Zarb GA, Albrektsson T, (eds.) Tissue-integrated prostheses : osseointegration in clinical dentistry. Chicago : Quintessence, 1985 : 199-209.
[6] Worthington P, Lang BR, Rubenstein JE. **Osseointegration in dentistry. An overview.** Chicago : Quintessence Publishing Co Inc, 2003.
[7] Albrektsson T, Brånemark PI, Hansson HA, Lindström J. **Osseointegrated titanium implants.** Requirements for insuring a long lasting direct bone anchorage in man. Acta Orthopaedica Scandinavica 1981 ; 52 : 155-70.
[8] **Implantologie orale.** Dossiers ADF, Paris : Association dentaire française, 2003.
[9] Blanchaert RH. **Implants in the medically challenged patient.** Dent Clin North Am 1998 ; 42 : 35-45.
[10] Roche Y. **Chirurgie dentaire et patients à risque. Évaluation et pré-** cautions à prendre en pratique quotidienne. Paris : Flammarion Médecine-Sciences, 1998.
[11] Marx RE, Morales MJ. **The use of implants in the reconstruction of oral cancer patients.** Dent Clin North Am 1998 ; 42 : 177-201.
[12] Blomberg S. **Psychologic response.** In : Brånemark PI, Zarb GA, Albrektsson T (eds.) Tissue-integrated prostheses. Chicago : Quintessence, 1985 : 15-29.
[13] De Bruyn H, Callaert B. **The effect of smoking on early implant failure.** Clin Oral Implants Res 1994 ; 5 : 260-4.
[14] Bain C, Moy P. **The association between the failure of dental implants and cigarette smoking.** Int J Oral Maxillofac Implants 1993 ; 8 : 609-15.
[15] Renouard F, Robert P, Godard L, Fiévet C. **Facteurs de risque en chirurgie implantaire, implants de large diamètre, régénération osseuse guidée et tabac.** J Parodontol Implant Orale 1998 ; 17 : 299-314.
[16] Lacan A, Michelin J, Dana A, Levy L, Meyer D. **Nouvelle imagerie dentaire. Scanner-Dentascan-IRM.** Paris : Éditions CdP, 1993.
[17] Albrektsson T, Zarb G, Worthington P, Eriksson AR. **The long-term efficacy of currently used dental implants : a review and proposed criteria of success.** Int J Oral Maxillofac Implants 1986 ; 1 : 11-25 [review].

[18] Brånemark PI, Hansson BO, Adell R, Breine U, Lindström J, Hallen O et al. **Osseointegrated implants in the treatment of the edentulous jaw. Experience from a 10-year period.** Scand J Plast Reconstr Surg Suppl 1977 ; 16 : 1-132.

[19] Schröeder A, Pohler O, Sutter F. **Tissue reaction to an implant of a titanium hollow cylinder with a titanium surface spray layer.** SSO Schweiz Monatsschr Zahnheilkd 1976 ; 86 : 713-27.

[20] Davarpanah M, Martinez H, Kebir M. **Intérêt clinique de l'implant Osseotite XP.** Alternatives 2002 ; 14 : 57-64.

[21] Davarpanah M, Martinez H. **Morphologie implantaire conique.** Alternatives 2003 ; 17 : 19-25.

[22] Tarnow DP, Cho SC, Wallace SS. **The effect of inter-implant distance on the height of inter-implant bone crest.** J Periodontol 2000 ; 71 : 546-9.

[23] Davarpanah M, Martinez H, Tecucianu JF, Celletti R. **Le choix du diamètre implantaire.** J Parodontol Implant Orale 1998 ; 7 : 417-30.

[24] Davarpanah M, Martinez H. **Options implantaires chez l'édenté total : critères de choix.** Implant 2002 ; 8 : 79-89.

[25] Rignon-Bret C, Rignon-Bret JM. **Prothèse amovible complète, prothèse immédiate, prothèses supraradiculaire et implantaire.** Paris : Éditions CdP, 2002.

[26] Davarpanah M, Martinez H, Schlumberger JM, Hazan E. **Gestion efficace de la prothèse sur implants : étapes cliniques.** Alternatives 2001 ; 11 : 69-76.

[27] Lazzara RJ, Porter SS, Testori T, Galante J, Zetterqvist L. **A prospective multicenter study evaluating loading of osseotite implants two months after placement : one-year results.** J Esthetics Dentistry 1998 ; 10 : 280-9.

[28] Schnitman PA, Wohrle PS, Rubenstein JE, Dasilva JD, Wang NH. **Ten-year results for Brånemark implants immediately loaded with fixed prostheses at implant placement.** Int J Oral Maxillofac Implants 1997 ; 12 : 495-503.

[29] Scharf DR, Tarnow DP. **Success rates of osseointegration for implants placed under sterile versus clean conditions.** J Periodontol 1993 ; 64 : 954-6.

[30] Davarpanah M, Martinez H. **Temporisation immédiate sur implants.** Alternatives 2003 ; 16 : 29-36.

[31] Gapski R, Wang HL, Mascarenhas P, Lang NP. **Critical review of immediate implant loading.** Clin Oral Implants Res 2003 ; 14 : 515-27.

[32] Missika P, Benhamou-Lavner A, Kleinfinger-Goutmann I. **Accéder à l'implantologie.** Paris : Éditions CdP, 2003.

[33] Martinez H, Davarpanah M, Missika P. **L'empreinte en implantologie : technique directe ou indirecte?** Alternatives 2003 ; 10 : 71-7.

[34] Davarpanah M, Jakubowicz-Kohen B, Caraman M, Audi G. **Les empreintes en chirurgie implantaire. L'empreinte peropératoire.** Alternatives 2003 ; 20 : 13-27.

[35] Lazzara RJ. **Immediate implant placement into extraction sites : surgical and restorative advantages.** Int J Periodont Rest Dent 1989 ; 9 : 332-43.

[36] Summers RB. **A new concept in maxillary implant surgery : the osteotome technique.** Compendium 1994 ; 15 : 152-162.

[37] Lazzara RJ. **Technique d'ostéotome modifiée.** Communication personnelle. Congrès de la Société française de parodontologie, Marseille, 1998.

[38] Boyne PJ, James RA. **Grafting of the maxillary sinus floor with autogenous marrow and bone.** J Oral Surg 1980 ; 38 : 613-6.

[39] Tulasne JF. **Implant treatment of missing posterior dentition.** In : Albrektsson T, Zarb GA (eds.) The Brånemark osseointegrated implant. Chicago : Quintessence Publishning Co, 1989 : 103-15.

[40] Jensen J, Simonsen EK, Sindet-Pedersen S. **Reconstruction of the severely resorbed maxilla with bone grafting and osseointegrated implants: a preliminary report.** J Oral Maxillofac Surg 1990 ; 48 : 27-32 [discussion : 33].

[41] Murray G, Holden R, Roschlau W. **Experimental and clinical study of new growth of bone in a cavity.** Am J Surg 1957 ; 93 : 385-7.

[42] Jensen O, Nock D. **Inferior alveolar nerve repositioning in conjunction with placement of osseointegrated implants: a case report.** Oral Surg Oral Med Oral Pathol 1987 ; 63 : 263-8.

[43] Tatum H Jr. **Maxillary and sinus implant reconstructions.** Dent Clin North Am 1986 ; 30 : 207-29.

[44] Block MS, Chang A, Crawford C. **Mandibular alveolar ridge augmentation in the dog using distraction osteogenesis.** J Oral Maxillofac Surg 1996 ; 54 : 309-14.

[45] Wilson TG. **A typical maintenance visit for patients with dental implants.** Periodontol 2000 ; 1996 : 12-29.

[46] Lang NP, Wetzel AC. **Histologic probe penetration in healthy and inflamed peri-implant tissues.** Clin Oral Implants Res 1994 ; 5 : 191-201.

[47] Davarpanah M, Martinez H, Kebir M, Renouard F. **Complications et échecs de l'ostéo-intégration.** J Parodontol Implant Orale 1996 ; 15 : 285-314.

[48] Eriksson RA, Adell R. **Temperatures during drilling for the placement of implants using the osseointegration technique.** J Oral Maxillofac Surg 1986 ; 44 : 4-7.

[49] Engquist B, Bergendal T, Kallus T, Linden U. **A retrospective multicenter evaluation of osseointegrated implants supporting overdentures.** Int J Oral Maxillofac Implants 1988 ; 3 : 129-34.

[50] Esposito M, Hirsch JM, Lekholm U, Thomsen P. **Biological factors contributing to failures of osseointegrated oral implants. II. Etiopathogenesis.** Eur J Oral Sci 1998 ; 106 : 721-64 [review].